KARINE P. BHOURI

CORPS À COEUR

Témoignage

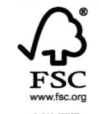

KARINE P. BHOURI

CORPS À COEUR

Témoignage

Édition : BoD – Books on Demand
12/14 rond-point des Champs-Élysées, 75008 Paris
Impression : BoD - Books on Demand, Norderstedt, Allemagne

Photographies : archives personnelles, Karine P. Bhouri

ISBN 9782322223305

© 2020. Karine P. Bhouri. Tous droits réservés.

Le Code de la propriété intellectuelle interdit les copies ou reproductions destinées à une utilisation collective. Toute représentation ou reproduction intégrale ou partielle faite par quelque procédé que ce soit, sans le consentement de l'auteur ou de ses ayant droits, est illicite et constitue une contrefaçon sanctionnée par les articles L. 335-2 et suivants du code de la propriété intellectuelle.

A mes enfants Adam, Noah et Hannah,
pour mettre chaque jour autant de magie dans ma vie.

« Tu seras pour moi unique au monde,
je serai pour toi unique au monde »
A. De Saint Exupéry

AVANT-PROPOS

Il s'agit de mon histoire. Notre histoire. Un aperçu de la réalité d'une maman qui tente de raconter la douleur de son enfant. Un simple extrait d'émotions. Une confession authentique, pour dépasser cette overdose de souffrances psychologiques et physiques. Et faire de cette sensibilité ma force.

Il s'agit aussi d'un hommage à mon fils, qui me donne chaque jour la plus belle leçon de vie. Et qui me laisse à penser que d'une façon un peu mystique, l'univers nous a choisis pour transcender les difficultés en espoir et en amour.

J'ai longtemps hésité avant de rendre publique cette partie de notre récit de vie. Il me semblait incontournable d'avoir le consentement de mon fils pour dévoiler ce qui fait à la fois sa faille et sa force. Il me fallait être capable d'en assumer chaque mot, face à lui d'abord. Et s'il s'agissait au départ de me libérer de cette surcharge émotionnelle - un peu à la manière d'un journal intime - j'ai peu à peu senti le besoin d'ouvrir la conscience de « l'autre » à ces turbulences brutales que l'univers m'a imposées de vivre à différents niveaux. La maternité est l'expérience la plus incroyable qui m'ait été donnée de vivre. Je me sentais mère avant même de le devenir. Ce qui ne m'avait pas effleuré l'esprit une seconde en revanche, c'est que tout peut basculer en un temps plus court qu'il ne faut pour le dire. Qu'envisager d'entrer dans le monde de la parentalité ne s'accompagne pas spontanément de pensées angoissées à l'idée d'avoir un enfant souffrant. Qu'on peut juste espérer du merveilleux sans même croire à l'effroyable cruauté de la vie.

Depuis la plus tendre innocence, il est volontiers transmis qu'avoir un enfant est la plus merveilleuse aventure d'une existence : « *Ils vécurent heureux et eurent beaucoup d'enfants* » nous enseignent les histoires du soir. Un mythe, universel et intemporel, qui fertilise progressivement mes pensées depuis l'enfance. Rencontrer mon prince charmant, l'aimer tellement, et attendre de lui un enfant. Le miracle de créer la vie par l'union de notre amour, naturellement, sans avoir d'interrogation, sans craindre aucune complication. L'imprévu ne s'envisage pas, le doute n'existe pas.

Seulement, la nature n'est pas toujours si bienveillante. Il arrive parfois que tous les espoirs réunis ne suffisent pas à réaliser un vœu. Il arrive parfois que ce qui relève de l'instinct purement animal s'embarrasse de considérations contraintes par tant d'impromptus obstacles.

Concevoir, accueillir et préserver la vie d'un petit être n'est assurément pas commode quand l'univers décide de mêler à ce qui devrait être un bonheur paradisiaque, un supplice infernal.

Entre conception incroyable, enfantement redoutable et maternage invulnérable, il était une fois un souffle de vie bouleversant, appelé Adam, qui avait décidé de me choisir comme maman...

Karine P. Bhouri

QUAND L'ATTENTE N'EN FINIT PAS

Il semble raisonnable de réaliser les grandes étapes de la vie dans l'ordre. Une sagesse oppressante mais si criante de vérité. Le besoin de me connaître, la nécessité de m'éparpiller pour mieux me recentrer, m'autoriser à d'abord m'égarer pour ensuite être apprivoisée. Me laisser asservir pour mieux conquérir. Développer la maturité et l'autonomie indispensables aux fondations de ma future vie. J'ai vécu mes premières années de jeune adulte entre insouciance et réflexions, entre désinvolture et ambitions. Je me suis longtemps cherchée jusqu'au jour où il m'a trouvée. Mon mari aujourd'hui. Ensemble, nous nous sommes construits. Et sans y prêter tellement d'attention, nous avons chaque jour renforcé notre présent pour établir notre avenir. Alors seulement, nous nous sommes permis d'envisager de créer la vie. L'idée s'est imposée comme une évidence : faire la place dans notre cœur pour un être issu de notre amour n'est que le prolongement cohérent de notre épanouissement. Et si l'intimité d'un couple amoureux entraine en soi la sensation de plénitude, dès lors elle mêle le sentiment d'un espoir, la pression d'un enjeu, la tentative de réalisation d'un vœu. Ainsi s'esquisse un jeu de couple où discussions animées et fous rires trouvent place dans les situations les plus cocasses - certainement des mécanismes inconscients pour alléger la pression dans l'action. Innocemment, les projets personnels se mettent en place, les plaisanteries sur d'éventuels prénoms apparaissent et les stratégies professionnelles sont discutées *au cas où* ...

Et le temps passe. Mais rien ne se passe. Une certitude de femme, un rêve de petite fille. Plus fort qu'une envie, au-delà du désir, un besoin qui parcourt mon être tout entier jusqu'à peu à peu me consumer. Jusqu'à assiéger mon âme. Jusqu'à tourmenter mon esprit. Une obsession dévorante. Finalement, plus rien d'autre n'est important. Tout ce à quoi je crois, tout ce pourquoi je me suis battue jusqu'à maintenant me semble bien léger comparé au poids que je porte à présent. Je suis une maman mais une maman qui n'arrive pas à avoir un enfant. Personne n'a jamais dit que c'était facile, personne ne m'a jamais dit que ce serait difficile. Le défi de ma vie. Une épreuve qui met à mal ma volonté. Un jour semble une année, le temps paraît s'étirer à l'éternité. On cherche des repères, on croit pouvoir tout contrôler. On veut y croire au-delà des convictions les plus intimes : mon cœur sait que je suis faite pour ça, mon corps, lui, ne l'entend pas. Mon âme et mon corps ne communiquent plus, je me dissocie. Une disjonction tellement vicieuse que ce corps auquel j'accorde tant de soins m'ignore et devient l'objet de ma haine. Je suis incomplète, je me sens inachevée. Je me remets en question, me culpabilise de cet échec, attribue mon insuccès à mes conduites passées. Dans un impitoyable système de pensées qui s'enracine chaque jour un peu plus, j'en viens à penser qu'après tout je ne mérite pas ce dénouement tinté de gazouillements. Je ne mérite que le mutisme de ce corps végétatif qui, mois après mois, me diminue un peu plus.

J'en veux à mes amies qui tombent enceintes. J'en veux à mes amies qui sont déjà mères. J'en veux à celles qui se plaignent du désordre qu'entraîne la présence d'un bébé, de leurs nuits entrecoupées, de leurs difficultés. Moi, je ne demande que ça d'avoir une raison de mal dormir, une raison d'avoir une maison à entretenir. Je suis jalouse. Je n'arrive pas à me réjouir du bonheur de la parentalité chez les autres. Je suis en colère. J'en viens presque parfois à me sentir honteusement soulagée si une proche me dit qu'elle aussi enchaine des tentatives sans succès. J'en veux à celles qui me demandent avec insistance « *alors, c'est pour quand ce bébé ?* » touchant de manière provocatrice mon ventre qui reste désespérément vide. Je souris et réponds poliment mais je pleure à l'intérieur. Une lutte secrète pour ne pas céder la place au découragement. Je ne souhaite pas que mes proches s'aperçoivent de ce sentiment d'échec qui grandit en moi à défaut de l'espoir de porter la vie. Une obsession. Les jugements m'accablent de toute façon, amis, famille : « *tu sais de notre temps on ne se mettait pas autant de pression* », « *tu te poses trop de questions* » ... Qu'en savent-ils puisque je n'en dis rien ? Ces phrases destructrices qui, au lieu d'apaiser les tourments, les enflamment. Les mots marquent. Là encore, je réponds hypocrite que « *oui, c'est possible* ». Ces avis autour de la maternité, de la parentalité qui arrivent sans que l'on n'ait rien demandé : des clichés au sujet de la conception, de l'allaitement, de l'éducation. Je construis cette armure vitale qui me protège de ces assauts de critiques plus ou moins déguisées. Jugée. Cataloguée. Étiquetée. Mais incomprise.

Ainsi, après plus d'une année de désillusions, le chemin qui me conduira à accueillir un petit bout de nous dans mes bras prend une toute autre direction. Je souffre d'endométriose profonde, stade IV. Opérée tardivement faute d'avoir trouvé rapidement les bons professionnels à l'écoute de mes symptômes, elle a causé de multiples séquelles sur mon appareil urinaire et reproducteur, entre autres. Je suis dirigée sur un parcours de procréation médicalement assistée. Et contre toute attente, c'est ce qui m'a permis de désamorcer mon obsession de maternité. « *Toutes les analyses ont conduit le staff à vous écarter des inséminations. Étant donné le contexte, vous entamerez directement les essais par l'étape suivante : nous procéderons à une fécondation in vitro* ». Je suis considérée comme infertile. Rien n'est gagné. Je sors de ce rendez-vous en larmes mais délivrée. Accepter que l'inaptitude à engendrer la vie n'est pas de mon fait, et que prochainement mon futur sera gouverné par des puissances autres que le hasard du destin est ce qui, paradoxalement, m'a permis d'enfin lâcher prise. Parce que désormais je ne suis plus aux commandes de rien. Je ne décide pas de mon sort, je ne décide pas du planning, du déroulement des procédures, des actes qu'il convient de faire ou de ne pas faire suivant telle ou telle chronologie. Le temps défile mais bizarrement se fige instantanément. J'obtempère, docile, aux prescriptions qui me sont faites. Et je ne réfléchis plus. De femme empressée, j'évolue en patiente, au sens le plus profond du terme. J'apprends les leçons qui s'imposent : il s'agit de réaliser que vivre sur mes frustrations ne peut me conduire qu'à un acharnement vain voué au naufrage. Je me suis perdue, j'ai englouti ma personnalité parce que je n'existe plus pour moi. J'ai submergé mon couple par le tsunami procréation en oubliant que l'enfantement résulte de l'union sacrée de deux entités qui se rencontrent, se reconnaissent compatibles et se dirigent vers un parcours commun. Le jeu de l'amour n'avait plus rien de romantique déjà bien avant l'appel aux autorités médicales : en ce qui me concerne - pardon à mon cher époux - chaque contact n'avait plus rien de fortuit. Tout était calculé, réfléchi, manigancé pour optimiser mes chances de succès ! Dès lors que cette même machination a pris la forme d'un procédé médical, je ne me sens plus machiavélique. Au contraire, je me sens épaulée dans cette impérieuse exigence à devenir mère. Soutenue par mes proches, accompagnée de mon homme et approuvée par les démarches thérapeutiques. Plongée au cœur de mon plus pressant entêtement, j'en suis cependant singulièrement détachée. Curieusement, je n'ai pas de doute sur le résultat de la fécondation *in vitro* en préparation. Les contraintes des traitements ne me pèsent pas. Moi qui suis d'ordinaire la moins observante des patientes, je suis d'une ponctualité suisse quand il s'agit de me faire les injections d'hormones quotidiennes. Moi qui n'éprouve que de l'aversion pour le concept d'immobilité, je patiente de longues heures en salle d'attente chaque jour pour faire les prises de sang et les échographies qui permettent de contrôler leur efficacité. Moi qui me pensais plutôt de nature préoccupée, je ressens une sorte d'indécente décontraction en regard de la suite des événements. Parce que je ne suis plus décisionnaire mais je ne suis pas inactive. Parce que je sais que parfois les plus belles plantes ont besoin d'engrais pour pousser et ne suis-je pas sur le point de planter la plus rare et précieuse des graines ? Les étapes s'enchaînent : injections, contrôles, ponction, don, fécondation. Quelques jours encore d'attente fébrile : a-t-on réussi à obtenir des embryons ? Combien ? Sont-ils viables pour l'implantation ? Le résultat nous procure une joie immense mais teintée d'inquiétude : deux embryons seulement possèdent les caractéristiques morphologiques requises. Il n'y aura pas de congélation possible pour les autres. Pas de seconde chance. La première tentative doit être un succès ou bien il nous faudra tout recommencer.

C'est alors qu'arrive le jour J : c'est aujourd'hui que tout se joue. Le transfert. En quelques minutes seulement, la vie est en moi. A l'image, je prends conscience de ton arrivée, ta première photographie. Tu es microscopique, un tout petit point blanc sur fond gris. Bienvenue.

TU ES LÀ

Je suis enceinte. J'attends un enfant. Je me sens maman. Je te parle dès le retour de la clinique pour te demander une seule et unique faveur : accroche-toi ! L'alliance est scellée à présent et à jamais. Nous voilà partis pour deux-cent-cinquante-deux jours de cohabitation fusionnelle, avec son lot de surprises et de frayeurs. Maintenant commence l'aventure formidable banalement appelée *miracle de la vie* dont on ne peut apprécier les plaisirs et les tourments que lorsque l'on s'y trouve confronté. Des montagnes russes émotionnelles ponctuées à la fois de cimes de plénitude absolue et d'abysses d'inquiétudes troublantes. Un jour, je suis envahie d'une énergie sans bornes et d'une sérénité impossible. Un autre, je suis au bord d'un gouffre de questionnements.

Parce que ta présence est fragile, je te couve de mon mieux. Ma profession présente de potentiels dangers alors je ne vais plus travailler. Je ne fournis que les efforts indispensables à mon quotidien, ne me permets que les déplacements essentiels au contrôle de ton bon développement. Et finalement je passe les trois premiers mois presque alitée tant je redoute de te brusquer par une vie trop intrépide qui risquerait de mettre à mal les maigres forces dont tu disposes pour nidifier. Et comme pour confirmer mes pires craintes, alors que tu n'as que sept semaines de vie en mon sein, des sensations qui me semblent anormales viennent perturber le train-train habituel peu à peu établi. Je ne m'autorise pas à penser au pire cependant je cherche immédiatement conseils auprès de ceux *qui savent*, les professionnels de la maternité. Ces douleurs, je les connais pour les avoir déjà vécues lors d'une expérience précédente bien malheureuse qualifiée de « fausse couche ». Quelle désignation indécente ! Quelle appellation inconvenante pour signifier la perte d'un bout de soi ! Quel qu'en soit le terme de survenue, c'est une disparition dont l'empreinte reste à jamais ancrée au plus profond du cœur d'une maman. Ces contractions arrivent de manière bien trop prématurée. Après plusieurs bains chauds, quelques comprimés antispasmodiques et une vaine tentative de relaxation, je n'y tiens plus et nous partons nous assurer que ce qui se passe n'augure pas de funeste épilogue. Comme pour conjurer le mauvais sort, pendant un trajet qui semble bien plus long qu'à l'accoutumée, je romps le silence ambiant en révélant à voix haute une idée qui traverse inopinément mon esprit : « *Je sais comment s'appelle notre enfant, il s'appelle Adam* ». J'ai conscience que la majorité me prendra pour une illuminée parce qu'à ce stade de grossesse il est impossible de savoir. Mais il est possible de ressentir. Les sentiments se passent d'explications rationnelles et logiques. Je suis simplement persuadée qu'à ce moment-là, dans une sorte d'état hypnotique, les cellules de mon être tout entier se sont focalisées sur ta présence et chaque récepteur de chaque cellule s'est branché sur toi. La magie de la relation maman-enfant, tu as trouvé le moyen de me communiquer ta vitalité. Laquelle est vérifiée dès notre arrivée : en temps réel, tu me fais une démonstration de l'espièglerie dont tu es déjà manifestement expert ! Tu prends bien soin de nous montrer chaque partie de ton tout petit corps, nous fais entendre les si rassurants battements de ton minuscule cœur et nous dévoile tes talents d'acrobate dans une émouvante chorégraphie de cabrioles et autres pirouettes. Je réalise que je méconnais la robustesse qui te constitue. Rassurée, je passerai les prochains mois en harmonie avec toi. Bizarrement, depuis toujours complexée par mon corps qu'elle qu'en soit sa silhouette, je me sens plus femme que jamais, et je suis pourtant métamorphosée ! Je caresse ce gros ventre derrière lequel tu te caches avec une infinie tendresse en étant à l'affût de tes mouvements, m'amusant tantôt à te taquiner pour te sentir bouger, tantôt à te rasséréner pour détendre l'effervescence dissimulée.

Le jour de ta naissance est définitivement le jour qui m'a transcendée. Heureusement, toi et moi avions pris soin, au long de ces mois d'attente, d'établir d'emblée un mode de communication basé sur l'écoute mutuelle parce que nous avons travaillé de concert - mais sans chef d'orchestre ! Tu es arrivé parmi nous d'une manière un peu singulière : ta venue au monde a été une nouvelle fois médicalement décidée, de manière malheureusement un peu précipitée. L'accouchement a été brutalement provoqué par une science qui se veut omnipotente là où la nature devrait avoir la seule suprématie. Une succession de *malentendus* argueront les personnels concernés ! Je préciserai volontiers qu'il s'agit plutôt d'une série d'erreurs inqualifiables inaugurée par un « décollement de membranes » imposé par la main même de celui qui n'avait pourtant d'autre mission que le contrôle du bon déroulement de ma grossesse. Nous fêtions notre trente-sixième semaine. Un acte d'une violence telle que mon corps l'a immédiatement exprimée par une dangereuse hypertension. Une réaction brutale suite à laquelle mon utérus a manifesté de longues et inquiétantes contractions et fatalement, quelques jours plus tard, une fissure de la poche des eaux. Sous couvert d'éviter les risques de la pré-éclampsie, à peine plus de trois heures plus tard, nous voilà priés de nous rendre en salle de naissance, où il me sera administré un dispositif pour déclencher le travail. Nous y serons laissés seuls avec papa. Sage-femme et anesthésiste nous ont négligés. Ils ont ignoré mes alertes répétées sur ton imminente arrivée. Personne n'imaginant que tu serais si pressé. Mais dans la mesure où tu as été prié de quitter ton refuge, tu ne t'es pas fait désirer ! Il nous aura fallu à peine plus de quatre heures pour nous rencontrer enfin. Dans une transe quasi animale, je suis allée au-delà de limites incommensurables. Une évidence surnaturelle qui ne nécessite aucune réflexion : tout se passe dans l'instinct. Nos corps savent ce qu'ils ont à faire. Des douleurs indescriptibles qui n'ont d'autre utilité que celle de nous déterminer la marche à suivre. Nous n'avons personne pour nous guider dans cette expédition. Nous nous avons l'un l'autre. Tu es l'intuition et je suis l'impulsion. Je n'entends que ce que tu me fais éprouver, je n'écoute rien d'autre que ce que tu me fais ressentir. J'accepte chaque partie de mon être qui se modifie pour te laisser descendre, la douleur pour commandant, guidant mon corps dans les bonnes positions - celles qui me permettent de t'accompagner au mieux dans ton avancée. Je saigne. Je n'ai pas peur. Je me dévêtis entièrement et oublie même la seule présence de papa. Il n'y a que toi et moi. Je ne crie pas. Je suis une énergie en fusion qui dirige une volonté de vie en création. Et te voilà, tu es là, blotti sur la chaleur de mon cœur comme pour dissiper cette folie hallucinatoire enfin achevée. Nous sommes ceints dans une aura de délicatesse. Tu me regardes, nous nous reconnaissons immédiatement. Tu ne pleures pas, nous nous comprenons instantanément. Un instant de sérénité et de douceur. Une source d'apaisement cicatrisant. Je ne me suis jamais sentie si heureuse qu'à présent. Ce périple t'a coûté une énergie inestimable, et tu emploies tes dernières forces à trouver ta fontaine de survivance. Moi qui anticipais fiévreusement l'allaitement, je vis un moment magique d'une naturelle simplicité. Pas de question, juste de fantastiques émotions. Je ne me suis jamais sentie si vivante que maintenant. Dès tes premières heures de vie à mes côtés, je réalise à quel point je me sens accomplie. J'apprends à vivre selon tes rythmes, m'immerge complètement dans ton monde et suis corps et âme subjuguée par l'instant présent.

Cet épanouissement va tristement progressivement s'entacher de petites angoisses. Tu sembles être dans un état d'hyper-vigilance : le moindre bruit te fait sursauter, perturbe ton sommeil et, plus que tonique, tu es assez agité quand tu es réveillé. Tu as faim très souvent. Tu t'étouffes régulièrement. Tu as des hoquets très fréquents. Tu es extrêmement sage et en même temps, tu pleures parfois sans que l'on arrive vraiment à comprendre pourquoi. Je profite de ces quelques jours accompagnés à la maternité pour chercher à être rassurée.

Il ne me sera donné aucune raison officiellement sur ton état d'éveil inhabituel, les mal intentionnés avanceront commodément que nous sommes *stressés*, LE jugement par excellence contre lequel nous aurons à lutter dans un proche avenir.

Pour répondre à tes assauts boulimiques, on me dit que tu « têtes bien » et de continuer de t'allaiter selon ta demande. Un soir pourtant, alors que je tente en vain de consoler tes énigmatiques pleurs, on me dit que ton appétit n'est visiblement pas rassasié et la puéricultrice de garde te donne en supplément du lait maternisé. Une idée absurde qui n'aura pour résultat que celui d'ajouter des douleurs à celles dont tu te plaignais déjà. Nous comprendrons hélas bien plus tard pourquoi.

L'explication à tes étouffements s'appuie sur l'expérience imméritée de personnes supposées avoir le savoir : on me dit que ce sont *des glaires*, qu'il s'agit de te redresser et de te tapoter un peu dans le dos en attendant que cela passe ! J'obtempère bien sûr, n'ayant pas de compétence légitime à mon sens à ce moment-là pour contredire l'avis de ceux qui *maîtrisent*.

Pour justifier tes perpétuels hoquets, les pratiques professionnelles modernes prennent encore leur source aujourd'hui dans un adage ancestral : « c'est l'estomac qui grandit » paraît-il ! Soit ! Pourquoi pas ? Là encore, je ne peux avancer aucun argument qui pourrait alerter mon interlocuteur sur les doutes qui commencent à prendre forme dans mon esprit. Pourtant le cœur d'une maman sent quand la souffrance trouble le bien-être de son enfant.

Et nous rentrons à la maison. Nous vivrons dix jours idylliques. Tu es d'une sagesse comme il en existe peu. Tu têtes toujours aussi fréquemment bien sûr mais avec un peu de persévérance et grâce à ta coopération, nous réussissons en quelques jours à peine à installer une rythmicité raisonnable entre chaque tétée. Nous sommes ébahis de ne t'entendre pleurer que pour manifester ton appétence. Sauf le soir. Tard. Tu cries sans t'arrêter. Tu hurles un mal-être que nous ne comprenons malheureusement pas encore. Nous nous entendons sur le fait qu'il ne s'agit pas de la fameuse « angoisse du crépuscule » car la nuit est déjà bien avancée. Tu te contorsionnes. Tu te raidis avec force, étiré vers l'arrière dans de douloureux spasmes inflexibles. A tour de rôle, chacun s'évertue à apaiser ton apparente agitation. Des centaines de tentatives de diversion pour te permettre un retour à la quiétude : des heures de bercement aux bras, des changements de positions, des relais de porteur, des allers-retours en poussette, des milliers de mots doux murmurés.

Si l'on avait pu imaginer que ces cris étaient déjà des appels au secours désespérés.

Si l'on s'était douté une seconde du drame qui se tramait.

Si seulement on avait pu savoir ce qui allait se passer.

L'INDICIBLE

Ce jour-là, j'ai disparu.

Quelqu'un aurait-il pu prévenir la tragédie ? Peut-être. Chaque symptôme pour avant-propos. Chaque doute pour indice. Mais qui peut prendre le risque d'envisager le pire pour son enfant ? Qui peut avoir l'idée d'imaginer comme faisant partie du domaine du réel que la chair de sa chair, son bébé innocent, peut subitement aller rejoindre les anges ? Toutes les mamans ont des angoisses bien sûr mais elles restent bien souvent fondées sur l'imaginaire collectif. Alors on se raisonne. Après tout, il n'y a aucune raison pour que quelque chose de terrible arrive. Les malheurs ça n'arrive que chez les autres, n'est-ce pas ? On se dit que le stress n'a jamais aidé au développement d'un bébé, alors on se motive pour n'être qu'optimisme et ne considérer que les événements positifs.

Partant de cette conclusion, les astres en ce treizième jour de vie semblaient t'être favorables. Égal à toi même, d'une sagesse surprenante. Les bains sont plutôt sereins. Tu as des périodes d'éveil déjà très intéressantes. En même temps, tu as besoin de téter très souvent. Tu es toujours très ennuyé par des hoquets trop fréquents. Tu tousses bizarrement. Tu te contorsionnes et tu fais des grimaces dont on ose s'amuser suivant l'euphorie ambiante : *« Regarde comme il est mignon, il tire la langue ! »*. Je comprendrai plus tard que ce signe-là aurait dû être ajouté à la longue liste d'avertissements en notre possession. Nous ne considérons donc pas ces affections comme alarmantes. Bref, de l'avis général, si mes futures procréations te sont identiques, je peux commencer dès à présent à envisager de fonder une famille nombreuse ! Comme tant d'autres jeunes mamans, j'ai la chance d'avoir mamie près de moi pour m'accompagner dans mes débuts. Encouragée par ta complaisance manifeste, je laisse mamie me convaincre de sortir faire une course urgente entre deux tétées. De course urgente, il s'agit en fait de rapporter ta baignoire au magasin pour l'échanger. Une absurde histoire d'incompatibilité de trépieds... Tout me semble maintenant tellement insensé. De ce jour, je retiendrai que plus jamais rien ne justifiera que je m'éloigne de toi. Je m'en souviens comme si c'était hier. J'entends encore cette phrase dans ma tête : *« Regarde, il dort. Il vient de téter, tu as le temps d'aller et revenir tranquille. Prends ton temps. De toute façon, qu'est-ce que tu veux qu'il arrive ? »*. Oui, c'est vrai. J'ai toute confiance en mamie pour prendre soin de toi. Et je quitte la maison. Je sais que j'en ai pour tout au plus un petit quart d'heure. Je me presse un peu quand même. Finalement pour une raison burlesque de recherche de ticket de caisse, je ne peux rien faire aujourd'hui et je rentre à la maison. Je suis sortie pour rien. Mais par contre je rentre plus vite que prévu. Et dix minutes plus tard, me voilà dans l'ascenseur qui me remonte à la maison. J'entends des voisins, ils parlent fort. Tout le monde semble parler en même temps, je ne comprends pas ce qu'il se dit. Je commence à m'enflammer me disant que je vais les faire taire immédiatement ! Qu'est-ce que tout ce vacarme ? Quatre étages à monter, un trajet qui dure une éternité ! Ils savent pourtant qu'un petit bébé vient d'arriver, non ? Quel manque de savoir vivre ! Les portes de l'ascenseur s'ouvrent enfin. Et là, je ne comprends rien. Les voisins, à moitié chez moi, à moitié sur le palier. Certains sont au téléphone. Ma maman, en pleurs, me tend mon si petit bébé dans mes bras et me dit « *je suis désolée* » ... Mon ange, tu es tout mou. Tu es d'une drôle de couleur. Que se passe-t-il ? Je te serre fort contre moi. Je te parle. Je te stimule un peu plus énergiquement. Il ne se passe rien. Je n'ai pas le temps de paniquer. Quelqu'un me tend un téléphone. Les pompiers. Ils me demandent ce qui se passe. Je ne sais pas quoi leur répondre. Je leur demande juste de venir vite. Je suis hermétique à l'émoi général. Mamie est effondrée. Elle m'explique qu'elle est allée te voir pendant que tu dormais, s'est aperçu que tu avais un peu vomi, a voulu t'essuyer mais en te prenant dans ses bras, elle a remarqué toute cette mousse dans ta bouche... Elle a compris que quelque chose d'épouvantable se produisait. Pétrifiée, elle n'a pas trouvé le téléphone, elle a hurlé au secours dans la cage d'escalier. Mamie s'en veut. Mais elle n'aurait pas pu l'empêcher. Elle a bien réagi. Les voisins alertés sont venus l'aider. Les pompiers me demandent de descendre, ils arrivent accompagnés du SAMU néonatal. En effet, je n'ai pas le temps de me poser des questions. Je prends mes clés, ton carnet de santé et mamie sous un bras, toi toujours contre moi et nous sommes aussitôt pris en charge arrivés en bas. Les pompiers s'occupent de mamie qui est victime de son chagrin. Les médecins nous installent dans leur ambulance. Ils te branchent avec tout un tas de fils, les machines commencent à émettre des *bips* rassurants. Parce que le flash d'une cataclysmique pensée me revient soudainement en tête : quand je t'ai pris dans mes bras en sortant de l'ascenseur, j'ai cru que tu étais décédé. Quelle horreur. Pour la première fois après presque deux ans, j'arrive enfin à l'avouer. C'est abominable. J'en souffrirai toute ma vie. On me pose des questions. Je n'ai pas de réponse. Je suis en état de choc. Mon cerveau n'est capable que d'une chose : couper toutes les connexions émotionnelles pour ne plus rien faire ressentir à mon corps. Je ne respire plus que pour toi, calmement, pour que tu retrouves vitalité. Les médecins parlent « *d'arrêt respiratoire* », de « *désaturation* ». J'entends lointainement que nous partons pour l'hôpital pour « *malaise grave du nourrisson* ». Pour l'heure, je n'entends plus que toi. Et nous fusionnons comme pour ne plus jamais nous séparer.

Arrivés aux urgences de l'hôpital, notre prise en charge est prioritaire. Tu es affaibli, apeuré et soudainement harcelé de tout un tas de nouvelles personnes qui te brusquent de procédés hospitaliers dont nous devrons nous accoutumer. La batterie de tests commence : des électrodes bien trop grandes pour ta petite poitrine, une poche à pipi gigantesque presque aussi grande que ton corps tout entier, un garrot qui pourrait faire cent fois le tour de ton si petit poignet. Ton corps doit donner des réponses : qu'importe la façon dont elles seront obtenues... Une inconnue me parle : « *Ne vous inquiétez pas madame, le sucre est antalgique chez les nouveau-nés, je vais en mettre un peu sur mon doigt et mettre mon doigt dans sa bouche, ça va le calmer pendant que l'on fait ce que l'on a à faire* ». Le sucre. Le petit doigt dans la bouche. Le début d'un engrenage dont nous reparlerons plus tard. Ce n'est pas en tête de liste de mes priorités du moment. Une aiguille. Et je suis priée de sortir. Je ne suis pas autorisée à témoigner des misères que l'on te fait. La porte se referme. Silence étourdissant. Je suis recluse au bout du couloir. Je compense mon impuissance à tenter de consoler mamie qui se perd dans son désespoir. La porte s'ouvre, je me précipite vers toi aussi vite que deux aimants s'attirent. Les tests biologiques sont pour l'heure achevés. Il va s'ensuivre une dizaine d'autres investigations. Papa est arrivé. Je connais les services pour y avoir travaillé, je sais surveiller un moniteur cardiaque de par mon métier. Nous n'avons pas besoin d'attendre les brancardiers. Je mets ton *scope* sur ton lit, papa à nos côtés et je commence le défilé.

Scanner cérébral, d'abord. Une équipe d'anciens collègues de promo. Je suis manip' radio. J'ai donc l'opportunité de pouvoir rester à tes cotés. Tu es installé dans cette énorme machine qui semble vouloir t'avaler tout entier. Je suis là, je te parle en espérant arriver un peu à te rassurer. Je suis autorisée à voir les images en instantané : ton cerveau va bien, il n'est pas responsable de ton arrêt respiratoire. Il n'en a pas souffert non plus en apparence.

Pour compléter, les recherches se basent sur l'électroencéphalographie. Toujours du domaine du connu pour l'avoir moi-même pratiquée sur d'autres enfants au cours de mes études, je ne suis pas effrayée. Sauf peut-être des résultats ? Ce n'est pas douloureux. Je sais que je vais pouvoir te garder dans mes bras pendant l'examen, je peux parler avec le technicien et savoir, là encore, repérer par moi-même d'éventuelles anomalies très inquiétantes. Il n'y en a pas. Ton fonctionnement cérébral est ce qu'il y a de plus normal. Le médecin qui interprétera plus tard les résultats a toute ma confiance de toute façon : je l'ai eu pour professeur.

Vient ensuite le temps de la radiographie pulmonaire. Pratiquée par mes soins chez le bébé, je l'ai moi-même qualifiée de *barbare*. Examen non douloureux en règle générale, il est traumatisant pour un nourrisson et ses parents. D'ordinaire, la présence des parents est d'ailleurs refusée tant la méthode semble inhumaine. Mais là encore, une collègue de travail me reconnait et ne se pose pas la question. Je l'aide à te dévêtir, et t'installer dans le carcan de sangles et de coques qui va te permettre d'être suspendu, prisonnier, bras attachés au-dessus de la tête, devant le tube à rayons X. Quand elle prend le cliché, je me souviens d'une phrase atroce que l'on m'a enseignée : « *au moment où le bébé reprend sa respiration, entre deux cris, tu prends ta radio* ». Je le sais, c'est pour ton bien, une radio doit être de bonne qualité pour être bien interprétée, mais les conditions de sa réalisation sont malgré tout invivables. Je me contiens. Je n'ai pas le choix. Tu es dans tous tes états. Heureusement, la première prise est la bonne et je m'empresse de te regrouper contre moi et te chuchoter des paroles douces et rassurantes. Les images ne révèlent rien de suspect. De là, nous ne ferons rien d'autre. La soirée est déjà avancée. Il nous faut gagner la chambre où tu es hospitalisé.

    Les conditions d'hospitalisation sont monstrueuses. Tu as treize jours à peine et au lieu d'être dans un service de néonatalogie, nous sommes dans un service de pédiatrie classique. Avec des enfants plus grands, qui vont, qui viennent... « *Oui mais...* » nous dit-on, c'est un service de cardio-pédiatrie, et nous sommes dans la chambre qui est reliée en permanence avec la salle de soins infirmiers ! Et bien disons que si maman ne s'y connaissait pas, ton moniteur de surveillance cardiaque n'aurait jamais arrêté de sonner l'alerte ! Tes orteils si petits ne laissent aucune chance à ce pauvre capteur de saturation en oxygène de faire son travail correctement. Le sparadrap ne tient pas. Je dois sans cesse le repositionner. Ton rythme cardiaque s'accélère de trop et quand l'on va chercher secours, les soignants interpellés répondent inlassablement la même chose : « *désolé, je ne suis pas la personne qui s'occupe de votre enfant, vous savez je ne suis même pas de ce service, le nôtre a fermé pour l'été, et nous sommes regroupés ici* ». Ah ! Oui, ce sont les grandes vacances... Pardon de vous déranger ! Qui dit chambre sous haute surveillance dit inévitablement chambre double, rendement oblige... Ce pauvre bébé, à coté de nous, qui pleure depuis que nous sommes arrivés. Personne. Pas de parents. Pas de soignants. On alerte. Personne ne vient. On ne sait pas la raison de sa présence. Est-il contagieux ? Tant pis, mamie tente de lui faire sentir son doudou, lui mettre sa sucette. Rien n'y fait. Il est en manque de ses parents. Lesquels ne sont hélas arrivés que bien plus tard, n'ayant reçu aucun appel de l'hôpital

les informant du service d'hospitalisation de leur enfant. Venus de très loin, séparés de leur enfant, ils ne le pensaient pas à l'abandon. Chambre double donc. Pour comprendre : deux bébés pour deux lits à barreaux hospitaliers, plus deux mamans et deux papas pour deux lits de camps. Plus les machines de surveillance. Plus les tablettes de soin. Pas un espace pour circuler. Pas un passage pour nettoyer. Le tout dans une chambre de moins de neuf mètres carrés, impossible à aérer les fenêtres étant condamnées ! Pour des raisons personnelles, le bébé d'à côté s'est retrouvé une nouvelle journée sans ses parents, et l'a passée à hurler. Comment te faire trouver un peu de sérénité ? Je suis sortie dans le couloir pour t'allaiter. Et je me suis faite insulter ! Une infirmière passant par-là n'a pas trouvé ça « *normal* » ! Ah bon ? Parce que le bébé qui hurle à côté, c'est normal ? Il avait lui aussi à peine quelques jours...
La promiscuité crée des liens. Elle présente aussi d'énormes dangers. Un matin, une soignante entre pour relever les constantes. Pas de place pour circuler, elle utilise tes appareils pour le bébé d'à côté. Et ce qui devait arriver... A noté les siennes pour toi et *vice versa* ! Heureusement que *nous mamans* étions là. Un autre jour, une autre soignante entre avec des seringues remplies de substances médicamenteuses et ce qui devait arriver... me donne pour toi les médicaments destinés au bébé d'à côté et *vice versa* ! Heureusement que *nous mamans*

étions là. Cet autre jour encore, une soignante me donne une seringue supposée contenir du paracétamol pour calmer tes douleurs, sauf que sur la seringue était étiqueté le prénom « Eliott » barré... « *Euh, pardon, mon fils s'appelle Adam* ! ». Ce n'est pas non plus le prénom du bébé d'à côté ! A qui donc est normalement destiné ce médicament ? Depuis combien de temps est-il dans cette seringue ? Que penser du respect des règles d'hygiène ? J'ai rapidement appris à repérer les couleurs, les odeurs et les goûts des traitements que je dois t'administrer. Indispensable question de sécurité. Une semaine d'hospitalisation dans ces désastreuses conditions. La mémoire est faite ainsi qu'elle ne retient que les bons souvenirs : j'en oublie, immanquablement.

 Les jours passent. Les médecins semblent tous aussi indifférents les uns que les autres. Tonton les appelle des *bébés docteurs*, ils nous font voir qu'ils ne savent pas ce qu'ils cherchent exactement. Tu es leur cobaye. Ils laissent les jours passer *pour voir* disent-ils. Mais tu souffres. Tu es tout maigre. Qu'est-ce qu'il faut faire pour que quelqu'un fasse quelque chose ? Ils parlent de te faire une PH-métrie. Ils parlent de « reflux gastro-œsophagien » spirituellement nommé « RGO » chez les initiés. Ils ne nous expliquent rien. Ils se dédouanent disant qu'ils attendent l'avis de la gastro-pédiatre. Pourquoi n'est-elle pas venue t'examiner dans ce cas ? Sur quelle base va-t-elle se faire un avis ? Les dires des soignants désorientés ou les interrogations vaseuses des *bébés docteurs* inexpérimentés ? Finalement, le jour J arrive et nous montons au service de gastro-pédiatrie pour le fameux examen qui est censé nous apporter toutes les réponses. C'est un peu invasif, pénible et douloureux. Une sonde dans le nez, qui descend jusqu'à l'entrée de ton estomac, pour mesurer l'acidité qui en sort. Pendant vingt-quatre heures, je dois appuyer sur le petit boitier qui y est relié : un bouton pour signifier le repas, un pour signifier la position allongée et un pour signifier quand tu manifestes un symptôme. Un calvaire. Le sparadrap qui maintient la sonde te cache la moitié du visage, tu n'es pas confortable. C'est laborieux. T'avoir dans les bras et faire attention à ne pas tirer sur les fils. Attention à ne pas faire tomber le boitier. Ah ! Zut ! Tu as toussé et j'ai oublié de le noter. Je suis exténuée. On est en fin de semaine. Pas un des personnels ne s'est soucié une seule fois de savoir si je m'alimentais. Pas un soignant ne s'est demandé si j'avais de quoi m'hydrater. Il n'y a pas de place pour m'installer correctement pour t'allaiter. Il fait une chaleur à crever. Dès que je te pose pour dormir, tu hurles. Je ne sais pas pourquoi. J'en suis fatiguée. Pardon, parfois même je me suis emportée. Tu ne veux être que dans mes bras. Et nous voilà dans le lit de camp, toi sur moi, endormis à l'usure, papa dans l'autre sens pour servir de barrière. Une semaine de préambule aux longs mois qui vont suivre. Au lendemain de l'examen, le diagnostic est enfin posé. De souffrances, c'est un véritable martyre que tu vis. Ton RGO est incroyablement sévère : trente-quatre épisodes de reflux sur vingt-quatre heure ! Dont le plus court d'une durée de cinq minutes et le plus long d'une demi-heure ! Et en position allongée le supplice ne fait que s'accroître ! Un adulte ne tiendrait assurément pas le challenge. Le RGO est la cause de ton malaise : « *parfois* » me dit-on « *les bébés n'ont pas d'autres solutions que de s'arrêter de respirer pour dire qu'ils ont un problème* ». La douleur a été si violente qu'elle t'a littéralement coupé le souffle. Tout aurait pu être évité dès la maternité... Les soi-disant glaires, la langue tirée, les mâchonnements, la tête en arrière, les tétées trop fréquentes, l'hyper-vigilance, les rots bloqués, les sécrétions plein le nez, l'intolérance absolue à la position allongée, les micro-sommeils, l'hypertonicité, les contorsions, les hurlements du soir, la toux, les hoquets... Des écriteaux limpides pour qui sait les lire. Nous, on a vu, mais on ne savait pas déchiffrer. Et ceux à qui nous avons donné le code secret ne l'ont pas décrypté. Eux, ils ont vu un bébé en bonne santé.

Nous rentrons à la maison, sans soupçonner l'enfer qui va suivre. Un médecin traitant complètement dépassé, mal informé, ignorant tout du RGO ou presque. Un suivi hospitalier inexistant, la gastro-pédiatre est débordée. Ou absente. Ou injoignable. Elle qui pourtant nous demande à notre sortie de l'informer de ton évolution ne nous reverra que de longs mois plus tard. Faute de rendez-vous disponibles ou de transmissions des communications. Pour seule prescription : une liste de médicaments aussi longue qu'une ordonnance pour personne âgée. Une organisation de ministre à planifier : tel médicament quinze minutes avant la tétée, tel autre dix minutes après, tel autre loin des tétées, tel autre au cours de la tétée, celui-là doit être conservé au frais. Ce n'est pas tout. De médicament principal, papa revient de la pharmacie avec des gélules. Soit ! Le pharmacien dit d'ouvrir la gélule pour dissoudre les micro-granules contenues à l'intérieur dans de l'eau. A-t-il déjà essayé ? Car les micro-granules ne fondent pas. Je tente de te les donner quand même et manque de peu de t'étouffer. Non ça ne va pas ! Je rappelle le pharmacien qui me demande ton âge, à quoi je réponds dix-huit jours. « *Ah, ça ne va pas alors, il vous faut la préparation soluble !* ». Sans blague ! Ton âge était pourtant mentionné sur l'ordonnance. La préparation n'est prête que le lendemain, mais elle est bien loin d'être plus aisée à administrer. Conservée au frais, elle périme tous les quinze jours. Il faut la sortir du frigo, secouer le flacon pendant trois minutes puis le retourner pour n'aspirer que la solution et pas la mousse formée sur le dessus, en prenant garde de ne pas renverser en introduisant la seringue dans un orifice évidement non adapté... Le dosage/kilo relève du calcul de physique nucléaire. Et son goût s'approche de celui du célèbre désinfectant pour le nez à l'eau de mer. Autant dire que la lutte pour te le faire avaler le matin, à jeun, est rude. D'autant que t'allaiter n'est plus un simple acte naturel empreint de douceur et de communion : il s'agit maintenant de t'alimenter pour ta survie. Tu pleures parce que tu as faim. Tu pleures parce que tu as mal. La tétée est pour toi un cycle sans fin. De source d'apaisement parce qu'elle soulage temporairement tes brûlures, elle est aussi indiscutablement source de souffrance parce qu'elle provoque inévitablement des douleurs atroces. Alors tu es agité avant chaque tétée. Tu pleures pendant la tétée. Tu te débats dans mes bras, seul en prise avec ton mal. Tu pleures, tu t'agites, tu te contorsionnes dans tous les sens, tires ton corps en arrière. Je ne sais pas comment te tenir. Ce n'est assurément pas l'image que j'avais de l'allaitement. Tu prends mal le sein, tu me le pinces avec tes gencives. Tu me titilles le mamelon au lieu de l'aspirer : la succion est aussi presque inutile, j'ai un réflexe d'éjection fort, tu t'étouffes avec le flot qui sort en puissants jets. J'ai mal aux seins de tes sollicitations trop fréquentes et de ta succion aussi inefficace que douloureuse. Tu as faim. Tu ne prends pas de poids, ou si peu. Les pesées deviennent quotidiennes. Ton transit est aussi dérisoire que tes maigres repas. Tout devient compliqué. Tu es si chétif. Les grammes gagnés se notent presque à l'unité. Mais je ne suis pas pour autant dirigée vers une conseillère en lactation. Je n'en connais même pas l'existence à ce moment-là. J'aurais pu réussir l'allaitement si j'avais été bien accompagnée. Un échec qui restera comme une cicatrice, parce que je sais d'expérience, des années après, qu'il aurait pu te soulager. A chaque reflux, j'aurais pu fournir un pansement sain et naturel à ton œsophage. L'urgence parle : t'allaiter n'est pas suffisant. La sentence tombe : je dois désormais te nourrir avec du lait maternisé. Un crève-cœur. Trois heures auparavant, je te tenais contre moi pour ce moment de corps à corps nourricier. Et tout à coup, je dois te donner un biberon de lait artificiel ? Je suis meurtrie. L'arrêt de l'allaitement est un processus qui demande du temps, physiquement comme psychologiquement, pour la maman et son enfant. Nous n'avons pas eu le temps. Nous n'avons pas eu le choix. Mes montées de lait tentent pourtant de me convaincre du contraire. Dans un coin, je tente désespérément de tirer mon lait. Cela ne fonctionne pas. Pas assez bien. Pas assez vite. Mes seins me blessent de leur pressante envie à être ta seule et unique option de restauration. Mon esprit tente d'accepter ce que mon corps refuse. Je veux être sûre que tu sois dans de bonnes conditions, il te faut un moment serein dans les bras d'une personne libre de cette pression : je suis trop bouleversée pour te donner ce maudit biberon. La personne la plus neutre désignée pour ce premier essai sera tonton. Je suis anéantie. Je te regarde téter ce biberon sans arriver à refouler mes larmes : des larmes de détresse et d'impuissance de ne pas avoir réussi à subvenir à ce besoin si primaire, mais aussi des larmes de soulagement parce que tu sembles téter de bon cœur. Tu as tout bu. En quelques petites minutes, je passe par tellement d'émotions contradictoires. Et puis tu vomis. Tout. Un jet effarant. Et tout le monde comprend que ce n'est que le début de la partie.

LE MARATHON

Le RGO. IL est partout, IL est chaque instant, IL gâche chaque moment de bonheur, pourrit nos journées et hante nos nuits.

Les premiers temps, des pensées étouffées d'angoisses. En tête de liste, bien sûr la menace d'un nouvel arrêt respiratoire, qui cette fois pourrait bien t'être fatal. Des milliers de questions inutiles se bousculent dans ma tête : *Et si… ? Que ce serait-il passé si… ? Que serions-nous devenus si… ?* Des questions que je n'ose pas prononcer entièrement, même mentalement. Il ne m'est tout simplement pas possible d'envisager, ne serait-ce qu'en pensées, ne pas t'avoir auprès de moi. Je t'ai trop espéré : vivre sans toi n'est pas vivre.

Je deviens ambivalence : je crains le pire mais ne veux vivre que le meilleur. Mon esprit est parasité par ces idées noires mais mon cœur veut profiter de toi, au présent, des sourires que tu m'offres au-delà de tes souffrances. Je veux prendre exemple sur toi, mon fils, mon héros : malgré les sensations épouvantables qui se produisent à répétitions dans ton corps, les terreurs qu'elles provoquent comme en témoignent tes regards horrifiés que je ne connais hélas déjà que trop bien, tu trouves le courage entre deux crises, même pour quelques secondes, de me sourire, de gazouiller, de jouer. Saisir cet « arrêt du temps » pour avoir un élan formidable de vie, savourer le bonheur en corps à cœur. Tu m'insuffles de la force, me fais repousser les limites de mon corps et de mon esprit : je ne suis que fatigue et désespoir et pourtant, à chaque regard que tu me portes, je suis amour et patience, tendresse et courage. Alors chaque minute, je m'emploie à te créer le meilleur monde possible, te sauvegarder des moments de douceur dans le chaos qui est le tien. Je te garde dans mes bras, contre mon cœur, pour que tu saches que la vie n'est pas que douleur. Je te veux paisible, je te veux serein. Je veux que tu comprennes que mon amour est sans faille, sans limite et ne connaît aucune loi sauf la tienne.

A mesure que le temps passe, mon sentiment d'impuissance prend pourtant parfois le dessus : je pleure tellement. Ce n'est pas à cause de toi, ce n'est pas à cause de moi. Voir tant de souffrances sur un si petit être, avoir si peu de solutions... Voire pas de solution. On rencontre tant de médecins : ils n'écoutent rien. A ce moment-là, je ne vois que des fantômes dépourvus d'oreilles, les yeux bandés, sans cœur, sans humanité. La même conclusion à chaque consultation : « *votre enfant grandit, votre enfant grossit : votre enfant va bien* » ... NON ! Mon enfant ne va PAS BIEN ! Il ne mange pas bien, ne dort pas bien, il vomit sans arrêt, il fait des rots à tout-va, il a le hoquet en permanence, il se tortille sur lui-même, il pleure, il crie. Une horreur ce cri. Un appel au secours qui ne trouve écho que dans mon cœur. Certaines nuits - si tant est que l'on peut appeler ça des nuits car le seul à être couché, c'est bien le soleil - je ne sais plus si je t'ai entendu crier ou si ton cri résonne dans mon corps tout entier.

Qu'en est-il de cette fameuse nuit, semblable à toutes les autres, où tu m'appelais au secours presque toutes les dix minutes... A peine le temps de retourner dans ma chambre, poser un regard sur mon lit, vide, à peine défait. Cette fameuse nuit, où, dans un sursaut, je me suis réveillée (avais-je dormi ?) assise au bord de mon lit, les bras en position comme s'ils devaient te porter, et pourtant tu n'y étais pas... Une brusque panique qui m'envahit, je suis sûre (le suis-je ?) que tu criais, que je te berçais ! Où es-tu ?! Qu'est-ce que je t'ai fait ?! Je me lève d'un bond, je regarde par terre, à mes pieds, partout autour de moi, il fait trop sombre, je suis aveuglée par la peur. Je tends l'oreille, je cherche ta respiration pour reprendre la mienne, je suis assourdie par tout ce silence... Mon cerveau dans un élan de réflexion pousse mes jambes jusqu'à ta chambre, je ne suis plus, je n'ose pas y croire : tu es dans ton lit, endormi. Je viens d'affronter une terreur innommable, je suis épuisée après une bouffée d'effroi que personne ne devrait jamais connaître... NON ! Mon enfant ne va PAS BIEN - et sa maman non plus.

Qu'en est-il de ce matin-là où, après être venue plus d'une dizaine de fois te prendre dans mes bras au cours d'une nuit chargée de souffrances, je ne suis plus que l'ombre de moi-même lorsque nous nous installons dans la cuisine dans un rituel matinal devenu coutumier et ne m'aperçois qu'au bout d'un temps trop long pour avoir existé que je ne t'ai même pas donné ton petit déjeuner alors que je prends machinalement le mien comme si de rien n'était ? Ravagée par la culpabilité, je fonds en larmes en me demandant comment je peux être une aussi piètre maman... Et toi qui ne réclame rien : parce que les « *bébés reflux* » se font oublier ? Et/ou parce que manger n'est pas pour toi une expérience si agréable puisque tout ce qui descend remonte inévitablement ? Alors, NON ! Mon enfant ne va PAS BIEN - et sa maman non plus.

Qu'en est-il de ce jour là où j'ai été forcée de m'absenter pour des raisons médicales, et à peine une minute après avoir quitté la maison, je stoppe en urgence mon départ au bord de l'implosion. Des palpitations si fortes que je pense faire un arrêt cardiaque dans la minute, des vertiges si violents que j'en ai la nausée. Je prends mon téléphone et envoi ce message d'agonie à Papa « *je sais que tu vas trouver ça absurde, mais rassure-moi, tu es bien à la maison avec Adam ?* ». J'ai besoin de voir la réponse par écrit, de pouvoir la lire plusieurs fois pour que mon cerveau l'imprime car j'ai peur que mes sens me mentent. Persuadée irrationnellement que je suis capable de commettre l'impensable, je t'imagine dans ton lit, en pleurs, hurlant d'être seul et abandonné. A la merci de tous les dangers. Je ne survis pas à cette séparation. Toi non plus. Papa n'arrive pas à te consoler. Je rentre fébrile de cet éloignement forcé. Je n'existe plus. Je suis possédée par ton chagrin. Je me presse jusqu'à toi, et comme envoûtés, nous retrouvons le tempo qui rythme notre partition. Pas besoin de notes, juste de soupirs et de silences qui orchestrent notre intime mélodie.

Qui est en mesure d'écouter le récit de ce genre de situation ? Qui ose en prendre la mesure ? Qui a le pouvoir de nous aider ? Je suis si démunie. Mais je ne renonce pas. Je hurle à qui voudra bien l'entendre que le temps qui passe ne fait que commuer la fatigue en usure et distordre les doutes en craintes. Pire encore, les hantises deviennent obsessions. L'obsession sur ta piètre alimentation et ton absence de transit. L'obsession sur ton manque de sommeil et le risque corrélé de mauvais développement : ne dit-on pas qu'un bébé construit son cerveau pendant qu'il dort ? Et la dernière - et non des moindres - l'obsession concernant l'origine de tes pleurs, et de tes cris, la quantité et le nombre de vomis de la journée... Des mois de grand n'importe quoi. Parce qu'au lieu de me rassurer, je m'angoisse. Au lieu de me recentrer, je me disperse. Je suis divisée entre la maman équilibrée que je sais être au fond de moi et cette illuminée qui croit que de tout noter dans un carnet va... Quoi ? Me réconforter ? Nous « sauver » ? Non. Mais peut-être quelqu'un va-t-il finir par s'alarmer et avoir le courage de considérer que nous sommes malheureux de ne pas trouver la paix ? Le temps qui passe ne te guérit pas. Il ne nous soulage pas. Le temps qui passe nous enlise chaque jour plus dans l'adversité des complications quotidiennes. Combien de fois a-t-on entendu l'ignoble discours suivant : « *Il faut attendre* ». Même prononcé dans la plus grande compassion, il ne fait que confirmer une impuissance inavouée. Attendre quoi ? Attendre trois mois, tu n'auras plus de coliques. La belle jambe, tu n'en as jamais vraiment souffert ! Mais certains n'y croient toujours pas et mettent tes manifestations douloureuses sur le compte de la *bobologie* infantile ordinaire. Il paraît que c'est l'affaire de quelques mois... A quatre mois, un de tes médecins s'étonne de voir que tu es toujours « *incommodé* » dit-elle par ce reflux mais nous rassure d'un « *maintenant cela va passer* ». Tu as six mois et tu as appris tant bien que mal à ramper, sachant que le passage par la position ô combien intéressante de la découverte du monde à plat ventre ne t'a jamais été profitable aux vues de l'inconfort qu'elle t'occasionnait. D'ailleurs, tu ne rampes pas petit astucieux, tu as trouvé le moyen de te déplacer sans t'appuyer sur ton ventre : tu marches à « quatre pattes » selon son sens véritable, en appui sur les mains et les pieds, le derrière en l'air à la manière d'une araignée ! A chaque étape de ton développement, l'espoir de trouver le répit cède inéluctablement sa place aux désillusions ! Tu tiens assis, tu manges solide, on diminue le nombre quotidien de repas liquides, tu tiens debout, tu marches, tu cours, mais tu vomis toujours ! Et donc, on attend... La sensation que finalement, personne ne sait quoi faire et personne n'ose nous le dire pour de vrai ! La véritable question est *attendre qui* ? Attendre LE médecin qui ne nous ignorera pas ou ne nous snobera pas mais simplement nous entendra.

Et je finis par la rencontrer, cette personne qui avant d'être médecin est avant tout une femme pleine d'empathie et qui refuse d'admettre la situation comme sans espoir. Elle est allergologue et avec une écoute très professionnelle, elle sait que toutes les données cliniques du monde ne valent pas la parole d'une maman. Tout est dit. Le sentiment de ne pas être seuls en fin de compte, de ne pas être ces parents trop stressés qui verraient le mal partout, de ne pas être ces parents bornés qui voudraient obstinément avoir un enfant en mauvaise santé, de ne pas être ces parents obsédés par une difficulté sur-exagérée, de ne pas être ces parents fous à lier... Alors, bien sûr, cette femme n'est pas magicienne ! Elle n'a malheureusement pas le pouvoir de faire disparaître ce dragon de feu qui te brûle les entrailles, mais elle a le pouvoir d'écouter les mots d'une maman témoin de la souffrance de son enfant. Et elle nous donne les armes, enfin, pour pouvoir nous défendre mieux. Plus de sept mois d'errance à hurler tes symptômes au vent, elle m'entend. Elle ne tolère pas ces longs mois d'inaction médicale. Elle colère. Elle nous permet de faire. Et de nous occuper de toi selon un point de vue bien plus complet ! Comprendre que tout le monde est fatigué de la situation, qu'un enfant qui ne dort pas bien ne mange pas bien, qu'un enfant qui souffre ne mange pas bien, qu'un enfant qui souffre ne dort pas bien. Tu ne te plains pas, mon ange, tu manifestes simplement avec tes petits moyens ton mal-être. Et tu le fais si doucement, mais moi je t'entends. Et j'ai mal de ton inconfort. Je suis contrariée de ta douleur. Je suis indisposée de tes maux. Et je le fais savoir ! Désormais, je ne pèse plus les arguments et je ne rationalise plus. Je tempête envers ces mal-entendants indifférents qui n'ont su que nous ignorer. Dans mon hasardeuse fortune, je cherche d'autres professionnels capables de nous apporter, à défaut de solutions, des réponses. Les rendez-vous se profilent et les examens se programment. Au menu : gastro-pédiatre pour échographie abdominale et fibroscopie, chirurgien-pédiatre pour discuter de l'intérêt et de l'indication d'une opération, test cutané et prise de sang pour ajuster une alimentation qui, en dépit de tous les soins que j'y apporte, te provoque des désagréments bien trop souvent.

    Cette nouvelle hospitalisation, j'ai l'impression d'avoir dû remuer ciel et terre pour l'obtenir. Tellement ensevelie sous les incertitudes et les questionnements, tellement noyée par l'impérieuse urgence de savoir, de trouver la solution pour te libérer de ton fardeau de peine, tellement lestée du pressant devoir de protection de mère envers son enfant, je n'ai pas pris conscience de ce qu'elle pourrait représenter. Le tourment d'une nouvelle fois avoir à confier ton apaisement entre les mains de ceux en qui pourtant je ne trouve plus aucune légitimité à interférer dans ta vie. L'angoisse de te voir à nouveau si affaibli et apeuré par ces inconnus qui vont te bousculer de leurs protocoles hospitaliers sans aucune compassion, ni humanité. Mon petit bout de bonheur une nouvelle fois dépendant de ces ignorants suffisants et dépourvus d'empathie. Mon petit homme courageux, rien de plus qu'un numéro anonyme à leurs yeux, aguerri par les usages médicaux, qui nous donne à tous ce jour-là, comme toujours, une belle leçon de vie. Tu as huit mois. Le souvenir marquant que je garde de cette invraisemblable journée sera sans conteste ton incongrue patience malgré le tumulte engendré par l'incohérence des procédés. Nous sommes arrivés comme tant d'autres familles en pensant que l'heure du rendez-vous serait l'heure de ta prise en charge ! Quelle naïveté ! Il semble bien plus cohérent de faire venir tout le monde en même temps et de ne donner aucune indication sur le déroulement des hostilités ! Et pourtant, tu ne t'impatientes pas pendant que l'on règle les détails administratifs, tu ne t'agaces pas pendant que l'on s'installe dans une chambre d'hôpital inaccueillante (bien que dédiée à la pédiatrie rappelons-le) avec d'autres parents et enfants que l'on ne connait pas, tu ne t'irrites pas d'attendre des heures (à jeun) tu-ne-sais-quoi. Tu ne t'exaspères pas de te faire dévêtir, examiner, transférer de salle en salle pour telle ou telle exploration... Mieux encore, tu t'amuses du « déguisement » dont on t'affuble lorsque l'on te déshabille pour te passer cette si légère tenue opératoire (charlotte, blouse et chaussons en papier) malgré le froid ambiant. Bien sûr, l'agitation monte finalement quand l'intervention se profile enfin après que *Monsieur l'anesthésiste* ait daigné – après de longues heures de retard - finalement se joindre aux festivités. Là, sans plus d'avertissements, tu te retrouves brusquement allongé sur un lit froid, dans une pièce menaçante de bruits, d'odeurs et d'appareils inquiétants avec tout à coup de nombreuses personnes masquées qui s'affairent à tout préparer pour t'endormir avant même de prendre le temps de te rassurer. Tu fermes les yeux et brutalement, je suis contrainte de t'attendre de l'autre coté d'une lourde porte trop vite refermée. Après une attente interminable, te revoilà dans mes bras, aussi ramolli qu'une poupée de chiffon, en lutte avec les anesthésiants pour retrouver ta conscience. Insupportable sensation de déjà vécu. Je te serre fort contre moi pour te rassembler, pour que tu sentes mon parfum rassurant au-delà de ces odeurs écœurantes. Je te parle tout bas pour que tu entendes mes paroles tranquillisantes au-delà de ce vacarme étourdissant. Nous repartirons quelques heures plus tard avec pour seule consolation celle de savoir avoir atteint le summum de nos possibilités d'investigation. Nos observations ont été plus qu'authentifiées, elles ont été cliniquement qualifiées de « *canal pylorique épaissi* » ou autre « *béance cardiale* » et encore « *reflux vigoureux* » : preuves incontestables de cette maladie qui te ronge continuellement. Le cardia, c'est cette zone anatomique qui correspond au sphincter inférieur de l'œsophage. Le fameux « petit clapet » dont on entend souvent parler. En principe, il mature avec la croissance et devient suffisamment tonique pour être fonctionnel en laissant passer nourriture et boisson sans les laisser remonter. Chez toi, il reste ouvert en continu, entraînant une remontée permanente du contenu de ton estomac - dont l'acidité nécessaire à la digestion. Ces reflux persistants brûlent ton œsophage mais aussi, étant donné leur puissance, ta gorge et toute la zone ORL malgré les médicaments anti-acide pris quotidiennement. Nous sommes cependant repartis décontenancés par la conclusion suivante - et je cite le médecin : « *je suis étonné que vous me disiez que le *** ne fonctionne pas, même si vous l'avez déjà essayé sans succès, je vous le re-prescris quand même, et on se revoit dans trois mois* » ... A savoir un simple retour au traitement initial que tu avais déjà pris non seulement vainement et qui de surcroit n'a eu pour seul effet que de te rendre plus souffrant encore. Un dialogue de sourds, encore et toujours...

La recherche biologique bien sûr confirmera nos soupçons... Oh ! Surprise ! Tu es « APLV » c'est à dire que tu fais une allergie aux protéines de lait de vache ! N'est-ce pas l'une des interpellations sur laquelle je tentais vainement de mettre en alerte toute cette mafia médicale ? Pas étonnant que tu ne prennes que le minimum vital ! Pas étonnant que tu me le rendes en jets ! Pas étonnant que tu te tortilles de douleurs. *Argh* ! Si seulement cela me soulageait de leur dire « *je le savais* ». Cela ne me chagrine que davantage : j'ai été ton bourreau, consciente mais forcée de te donner comme seul aliment de survie un toxique, parce que même si une mère *sait* elle est parfois *pieds et poings liés*. Les douleurs liées à l'allergie sont à peu de choses près le ressenti de plaques d'eczéma mais internes, dans ton appareil digestif : comme si tu étais couvert de plaques impossibles à gratter. Une torture. En plus, par l'inflammation qu'elles provoquent les protéines de lait de vache majorent les reflux ! Fallait-il encore rencontrer le professionnel sensibilisé à ces connaissances autour des liens entre APLV et RGO. Car moi seule, quelle légitimité avais-je à le prétendre ? A croire que ma dose de culpabilité n'était pas encore assez élevée. Je m'en veux bien sûr. Je m'en veux une nouvelle fois d'avoir échoué à t'allaiter. Je m'en veux de ne pas avoir su me faire entendre. Je m'en veux de ne pas m'être écoutée. Et aujourd'hui, toutes ces années plus tard, je m'en veux d'être ainsi en partie responsable si tes petits intestins sont fragilisés. Et nous voilà maintenant sous la contrainte d'une alimentation plus que contrôlée, en conscience avertie d'une liste d'aliments interdits/autorisés théorique chaque jour étayée par l'expérience, et complétée par un lait « sans lait », de purs acides aminés de synthèse, réservé aux bébés les plus meurtris.

L'intervention chirurgicale est pourtant discutée et momentanément écartée de la liste des possibilités d'action. Les conséquences à court et long termes d'une telle opération laissent à penser qu'il est préférable de donner une chance à *Dame Nature* de terminer son travail en laissant se refermer naturellement ton cardia. Une alternative illusoire de sauvetage originel, un dénouement utopique auquel nous ne croyons pas. Parce que chaque jour, ce péremptoire reflux nous nargue de manifestations aussi récurrentes que caractéristiques. La décision ne nous appartient pas, elle serait de toute évidence impossible à prendre. Être responsable du risque anesthésique, des dangers opératoires, des contraintes post-opératoires et de ton affaiblissement certain - ou - être soumis pour une indéfinie durée aux incontestables troubles symptomatiques de ce souverain reflux ? Les instants de trêve, aussi brefs soient-ils, nous incitent à croire en des jours où tu seras naturellement libéré de ce carcan : un bébé heureux affranchi de ses entraves, libre de suivre ses pulsions aventureuses sans peurs et sans pleurs. Il suffit hélas d'une toute petite fraction de seconde, ces jours indélébilement entaillés de cette plaie envahissante, pour souffrir à nouveau de ton malheur et ne plus avoir la moindre once d'espoir en des jours meilleurs.

EN MODE RGO

De ces mois écoulés, nous avons su petit à petit créer une routine rassurante qui nous est familière. Je discerne avec humour un semblant de rythmicité dans cette zizanie somme toute empreinte de périodicité : tu manges et tu vomis, tu joues et tu vomis, je te porte et tu vomis, je te change et tu vomis, je te promène et tu vomis... Un vomi ne sort pas, tu te tortilles et tu cries. Un hoquet ne passe pas, tu t'agites et tu pleures. Tu as mal, tu es fatigué et tu as besoin de moi. De jour comme de nuit... Alors je prévois. J'anticipe. Je m'adapte. J'apprends à ne dormir que d'un œil, assise, toi blotti dans mes bras, vigilante à ce que tu n'en glisses pas. De jour comme de nuit... Je ne prête aucune attention aux positions abracadabrantes dans lesquelles nous avons réussi à trouver quelques minutes de répit. J'oublie qu'à un moment donné, j'avais faim. Je n'ai plus soif. Je fais abstraction pendant de longues heures de mon envie de faire pipi. De jour comme de nuit... Je suis ton abri. Je te sauvegarde du mieux que je peux des simulacres de siestes dans mes bras, en balade, en voiture et dans ton lit. Je m'évertue malgré tout à te donner des repères ordinaires : faire de ta chambre et ton lit un sanctuaire malgré tout rassurant car même si tu souffres, tu t'angoisses et luttes contre ce sommeil responsable de tellement d'agonies, je reste près de toi, t'encourage, te soutiens et te félicite quand le pari est réussi.

Le moment du coucher connaît une ère de révolte : tu t'insurges contre ce temps de torture imposé. Ma douceur, ma présence, mes bercements n'y suffisent plus. Je parle ici d'un cycle infernal où l'issue se résume à un ultimatum : c'est toi ou moi. Nous sommes des alliés ennemis. A l'opposé de mes convictions personnelles, j'apprends alors les bienfaits de la contention. Une méthode incroyable enseignée *in vivo* par l'ostéopathe qui m'a fait apprendre à accepter tes cris. Tu es épuisé. Cerné. Tu manques cruellement de sommeil et de repos. Quand je te pose dans ton lit, tu souffres et tu paniques : tu as besoin d'être rassuré, rassemblé. Je te contiens avec douceur, calme, conviction et fermeté. Une technique d'une redoutable efficacité. Je murmure au-delà de tes cris, en boucle, que je suis là, que tu peux te laisser aller au sommeil, que tu peux être tranquille. Et finalement, tu lâches prise. Tu cesses de lutter. Tu prends le dessus sur tes angoisses d'endormissement. Une approche absolument inacceptable dans mon imaginaire avant de constater de mes propres gestes sa performance. J'ai osé. Pour l'avenir. Cet avenir que l'on nous fait miroiter depuis que les raisons de tes souffrances nous ont été signifiées. Le temps de la contention a peu à peu laissé place à celui de l'éloignement : remplacé par la sensation de ma seule main consolante sur ton dos. Puis, la vision de ma silhouette apaisante penchée au-dessus de ton lit. Puis, la simple perception de ma présence tranquillisante dans ta chambre. Puis, le discernement de mon ombre derrière la porte. Et enfin ton endormissement seul et serein. Des années à cimenter ta sécurité intérieure. J'ignore les innombrables échecs pour les considérer au contraire comme d'infimes victoires et m'émerveille toujours de te voir, quelques minutes, endormi. En ce qui te concerne, la position recommandée pour le sommeil est celle qui consiste à être blotti face à ton porteur : seul moyen pour nous d'être sûrs que tu ne te vomisses pas dessus et que tu ne t'étouffes pas avec. Si par chance tu arrives à t'endormir dans ton couffin, dans notre lit ou près de nous sur le canapé : toujours avoir une main véloce pour te redresser promptement et permettre au jet de vomi d'atterrir loin de toi... Si tu dors seul, tu veux dormir sur le côté, la position académique qui ordonne de coucher les bébés sur le dos ne te convient pas. Merci à l'auxiliaire de l'hôpital qui, ayant assisté un jour à l'un de nos endormissements, m'avait gratuitement sermonnée d'un « *attention voyons à la mort subite du nourrisson !* ». Quelle remarque appropriée ! On ne se pose jamais assez de questions ! Une angoisse inopportune qui résonne encore des mois plus tard...

Quid de la diversification alimentaire ? Voilà une phase qui était sensée nous simplifier la vie ! Après avoir compris que ta capacité à tenir assis n'entrainerait pas la moindre amélioration de tes symptômes, nos espoirs reposent maintenant sur cette nouvelle période de développement. En apparence, une étape facile. Tu comprends tout de suite le concept de la petite cuillère, tu ne la tètes pas, tu sembles apprécier la nouveauté. Une hérésie ! Il nous faut d'abord tenir compte de l'impressionnante liste d'aliments qui sont contre-indiqués en cas de reflux. Il faut savoir en plus, qu'hélas, ta muqueuse intestinale ayant été agressée jusqu'alors par ce maudit lait que tu n'aurais pas dû ingérer, te voilà en proie à une série d'intolérances alimentaires associées ! A chaque jour donc son lot de désagréables surprises. Aussi, il s'agit de comprendre que malgré les préparations les plus épaisses que je te propose, rien ne semble à la hauteur de la vigueur de ton reflux. Tout remonte. Malgré tous les épaississants incorporés. D'ailleurs, le phénomène scientifiquement nommé « vidange gastrique » fait défaut en ce qui te concerne. En témoignent tes vomis retardés, la plupart du temps composés de repas que tu as ingéré bien des heures auparavant... Une fausse bonne idée que celle de te donner fréquemment à manger, pourtant dictée par les professionnels eux-mêmes qui préconisent de te donner des repas fractionnés : « *des petites quantités, épaissies au maximum, et plus souvent* » me dit-on. Bien sûr, le simple fait d'avaler des purées, compotes ou toute autre substance plus ou moins visqueuse, te permet pour quelques petites minutes d'apaiser ta gorge et ton œsophage de ces brûlures interminables. Oui. Jusqu'au vomi qui suit. Une solution illusoire. Un cercle vicieux cauchemardesque. Parce que, de fait, ton estomac est en perpétuel fonctionnement. Pense-t-on pouvoir arrêter l'éruption d'un volcan en lui fournissant sans cesse de quoi recracher ? Au petit détail près qu'il t'est bien plus laborieux de vomir une substance compacte que de vomir la composition du biberon ! Sans oublier qu'il m'est moins désagréable de me faire asperger de « lait » que de « purée », laquelle par ailleurs est bien plus coriace à détacher ! J'ai fini par arrêter de laver, j'ai jeté : bodies, bavoirs, vêtements. Les miens aussi par la même occasion. Quelle importance finalement ? Car la fantastique caractéristique du reflux est qu'il est imprévisiblement soudain ! Immédiatement après le repas ? Quelques minutes après ? Quelques heures après ? A la fin de la journée ? Suspense... Je sais que ça va remonter, mais jamais où ni quand... Pour avoir évité de recevoir l'un de tes vomis *in extremis* dans ma bouche directement alors que je m'apprêtais à te faire un bisou, je suis sûre d'une chose : je dois me tenir prête ! Aussi souvent que possible, la méthode est au point : de grandes serviettes sur nous et les alentours (canapé, tapis…) et une horloge sont deux outils indispensables à l'heure du biberon. Un rituel. Tu tètes, tu t'endors, je ne bouge plus. Ce sera ça de pris au moins. D'autant que ça ne va pas durer. Tu gémis, tu grimaces, tu te tortilles et... Attention vomi ! Première salve après dix minutes... Attention vomi ! Deuxième salve après trente minutes. Les autres jets sont trop aléatoires, il nous faudrait vivre dans la baignoire...

Notre emploi du temps s'égrène à la seconde, parce qu'on ne sait pas de quelle nature sera la suivante. Dans la mesure du possible, je limite nos sorties à tes seuls besoins. Des sorties destinées à te faire dormir puis, plus tard, découvrir la nature, les autres, et jouer ! Parce que, de la même façon que le maintien de rythmes me semble essentiel, je te veux épanoui dans ta relation au monde et favorise de mon mieux ta découverte de l'humain et l'univers qui t'entoure. Malgré mon empressement et ma fierté à te présenter autour de moi, je restreins aussi les rencontres : par incapacité à donner des heures de rendez-vous éventuelles d'abord. Ton sommeil est tellement fragile, il est contre notre volonté de te réveiller si par chance tu dors à l'heure présumée du rendez-vous ! Mais aussi par prédiction de l'inconfort logistique que cela représente pour nous. Le traditionnel « sac à langer » s'apparente dans notre cas à une valise : multiples changes à prévoir pour bébé, pour nous, et pour les accessoires de transports, ne pas oublier les instruments de nettoyage (lingettes, gants, serviettes...). Parmi les plus mémorables souvenirs, je me revois mortifiée lorsque pour la première fois, fière, je t'ai présenté à ma plus chère amie d'enfance et que à peine une minute écoulée en sa présence, elle a dû s'empresser d'essuyer l'un de tes spectaculaires vomis sur le pied de sa pauvre fille ! Des anecdotes possiblement amusantes avec le recul.

Je réalise vite qu'il est impératif pour notre survie d'éviter les situations conflictuelles. Je me sens jugée. Je me sens condamnée par l'incompréhension qui nous entoure. Pourtant la vie fait qu'il est des situations de regroupement qu'il est parfois difficile d'éviter : dîners d'anniversaires, fêtes de fin d'année... Je deviens alors la légendaire et méprisée « *tyran du silence* ». Il faut comprendre qu'il en va de ma santé mentale lorsque quiconque s'avise de contrarier ton sommeil, paramètre si précieux à mes yeux. Il est le Saint Graal que je m'évertue à obtenir chaque jour. Un trésor presque inaccessible et tellement convoité qui devient inévitablement l'enjeu d'un bras-de-fer entre nous et « les autres ». Sur le moment, je ne suis que stress, colère et impulsivité : un décibel de trop et je le prends personnellement comme un manque de respect ! Je n'admets pas le moindre écart sonore : un éclat de rire me fera pester, un éternuement me fera rager ! Sans parler des téléphones, des sonnettes, des voisins, des conversations, de la télévision, des klaxons, de la tondeuse à gazon, des cloches de l'église en face de la maison... Mon cœur bat trop vite, mes poils se hérissent, j'ai mal à la tête. Tout est agression. Je nous veux dans une bulle d'un discret silence que je peine à obtenir. Je passe le peu de temps libre que j'ai à dire « *chuuut* » ! Personne ne m'entend. Que faire face à ceux et celles qui semblent penser que les supplier de chuchoter est une demande abusive ? Comment expliquer qu'il est impérieux pour moi de faire de ton environnement onirique un havre de quiétude dans la mesure où il m'est impossible de calmer tes tourments intérieurs ? Comment faire comprendre que ces minutes où tu te laisses convaincre de la magie du rêve sont celles qui me sont si chères pour « souffler » ? Combien de fois ai-je entendu pour réponse : « *Oh ! mais arrête de t'inquiéter, un bébé quand il dort, il dort* », « *Non mais il n'entend pas là* » ou encore « *Ah ! mais enfin ! on ne va pas s'empêcher de vivre aussi !* ». La remarque la plus assassine de toutes celles qui m'ont été adressées, la voici : « *Mais quand même, est-ce que tu te rends compte que lorsqu'il est réveillé on ne fait rien d'autre que s'occuper de lui et quand il dort, on ne peut rien faire non plus* » ? Bienvenue dans mon monde ! Un bébé RGO c'est un bébé complètement dépendant de sa personne repère. Il a besoin d'être porté pour se sentir rassuré ou de nous savoir vraiment tout près. Il n'aime pas l'immobilité. Il n'aime pas non plus l'agitation. Il est très sensible, ressent tout très fort. Il est anxieux et a des exigences intenses. Il souffre et est en survie, effrayé par son propre intérieur. Je suis la mère, j'assume. Mais je suis restée de trop nombreuses fois mutique en réponse à la persistance de ceux et celles qui ont jugé pour nous qu'il fallait « *t'habituer au bruit* » ! Ah bon ? Parce qu'eux, adultes, aiment se faire empoisonner par d'autres qui ignorent sciemment leur besoin de repos ?! Ah ! Oui, c'est vrai, un bébé a des oreilles surnaturelles qui ne captent pas les sons lorsqu'il est endormi... Trop de crispations à ainsi voir mes prières négligées. Trop de frustrations, de peines et disputes superflues. Un massacre affectif. Un combat psychologique perdu d'avance. Le début d'une longue série de dommages collatéraux. Parce que c'est ça aussi le RGO. C'est avoir une vérité tronquée, biaisée par les difficultés quotidiennes. C'est vivre dans l'incompréhension permanente. C'est évoluer dans un univers parallèle, inaccessible à l'entendement général. Pour l'anecdote, j'ai été jusqu'à préparer les repas à l'aide de bouteilles d'eau pré-remplies pour ne pas à avoir à ouvrir les robinets, au risque de déclencher les bruyantes résonances des canalisations ! J'ai été jusqu'à interdire l'accès à la salle de bains et aux toilettes pendant tes temps de sommeil pour ne pas risquer le moindre bruit potentiel susceptible de te contrarier ! Ta chambre me semble toujours trop près. Pas assez isolée. A ce moment-là, c'est ça, ma réalité. J'ai été jusqu'à redouter que quelqu'un te prenne dans ses bras de manière inadaptée, parce que tu ne dois pas être brusqué de ces mêmes gestes nuisibles que l'on répète innocemment avec tous les bébés : il ne faut pas te porter sous les aisselles au risque de presser ton petit estomac. Il faut te manipuler avec douceur et fluidité, et chacun me semble être trop brute. A ce moment-là, c'est ça ma réalité. Je ne sais pas comment partager les informations sans passer pour une « *donneuse de leçon* » : mes recommandations sont de toute façon ignorées, bafouées, moquées, ou bien méprisées.

J'ai finalement décidé que pour notre salut à tous, mieux valait rester éloignés. Mes intentions au départ ne sont pas mauvaises, elles n'ont pour seul objectif que celui de nous faciliter la vie dans la gestion du quotidien. Il s'agit de ne pas compliquer nos réflexions à devoir intégrer des remarques, des regards, des sous-entendus plus ou moins bien intentionnés de la part de personnes qui ne peuvent imaginer ni la fatigue ni les difficultés que nous traversons. Qui n'y a pas été de son petit commentaire : « *Ah, moi le mien, il a fait ses nuits à un mois* » ou bien « *Ah ! mais il faut l'habituer au bruit* » ou encore « *Ah ! mais il ne faut pas l'avoir aux bras tout le temps, il va être capricieux* » ou mon préféré parmi tous « *Ah ! mais il faut le laisser pleurer* » ! Parce que pour être réaliste, sans le vivre soi-même, la situation ne peut se décrire exhaustivement, ni s'imaginer émotionnellement. Sans compter qu'il est pénible d'avoir le rôle de celle qui se plaint sans arrêt mais qui ne peut honnêtement pas répondre que tout va bien compte tenu des circonstances. Il est bien plus facile d'éviter les questions. Sans oublier à quel point cela m'est contraignant de tenir ne serait-ce qu'une simple conversation. Je n'arrive pas à mémoriser. Je ne m'intéresse à rien ni personne, mes pensées sont embouteillées. Cela me désole de penser que mes proches puissent croire que ce qui leur arrive ne me touche pas. Ce n'est pas le cas. Et pourtant, n'ai-je pas entendu cette acerbe remarque « *nous aussi on a une vie tu sais...* » ? Méconnaissance de la situation. Insuffisance de réflexion. Ignorance des circonstances. Malentendus donc. Je n'ai ni le temps ni l'énergie pour subir ce type de contrariétés, je dois me préserver. Et c'est insidieusement que vient l'isolement. L'absence de contacts humains. Socio-professionnels déjà puisque je ne travaille plus pour t'être disponible 24h/24. L'absence de ma famille dont la seule présence m'affaiblirait tant l'effort de cacher mon découragement est éreintant. L'absence de mes amis à qui je ne réponds pas au téléphone par manque de temps souvent mais aussi par manque d'envie. M'occuper de toi me passionne parce que j'ai la chance de te voir évoluer chaque seconde de chaque jour. Cependant, nos péripéties me semblent rébarbatives et tellement peu attractives pour l'oreille de celui qui écoute : « *il vomit, il pleure, il ne dort pas et au fait il dit areu et fait ses dents* » ... Je me replie sur nous, parce que c'est le monde auquel j'appartiens désormais. Et personne d'autre n'est tenu d'en faire partie. Un monde où je suis écrasée sous la pression de l'urgence à gérer et où pourtant les heures me semblent s'étirer à l'infini et les journées ne pas avancer. Nous vivons en quarantaine, isolés de tous, enchaînés à notre asile de fortune dans lequel se mêlent à la fois d'alarmantes bourrasques de délires et d'insouciantes brises de légèretés à la manière de l'esprit confus d'un schizophrène. Pour garder un lien tangible avec la réalité, je note toutes nos journées sur un petit carnet : quantité de lait ingérée, vigueur des vomis associés, présence ou absence de selles, durée, qualité et lieu des micro-sommeils (bras ? Poussette ? Lit ? Besoin de bercement ?), douleurs exprimées, médicaments administrés et sentiment sur la difficulté de la journée. Et puis, un jour je n'ai plus eu besoin de noter. Je vis chaque seconde de chaque suée, je SUIS le petit carnet. L'enfer nous le vivons déjà chaque jour. Je ne ressens plus le besoin de noter chaque galère traversée pour au mieux espérer ne pas redouter la prochaine à triompher. Je n'ai plus besoin de me rappeler qu'hier était une mauvaise journée parce que je sais qu'un jour, aujourd'hui sera juste une bonne journée et qu'on l'aura vécue au lieu de la noter. D'ailleurs, je fais souvent appel aux conseils bienveillants de la constance encourageante qui nous soutient depuis notre retour de l'hôpital. Elle est puéricultrice et, dans d'autres circonstances, elle aurait pu être mon amie. Elle est comme un membre de notre famille mais qui, en l'absence de réels liens affectifs, et de par la distance qu'exige son métier, il est cathartique de l'accueillir chez nous en temps de détresse. Parce que son rôle ne consiste pas à nous dire ce qui est bon ou mauvais. Elle ne vient pas pour nous juger. Elle nous permet de confier nos émois de manière presque anodine, au détour de conversations qui pourraient être celles de deux intimes. Elle écoute des pensées quelquefois détestables, qu'il est impossible de confesser à un proche. Elle entend notre mal-être. Elle comprend ce que moi-même je n'identifie pas encore. Et elle me le renvoie, encore et encore, jusqu'à ce que je prenne conscience de ce que je lui avoue sans même me rendre compte. Je perds pied et je n'ose pas l'admettre. Ce que je vis comme un échec, elle m'autorise à le vivre simplement comme une réalité : il n'existe pas une personne qui puisse endurer tellement de souffrances sans en sortir brisée.

BURN OUT

De longs mois plus tard... Tu as grandi et le profil de nos journées a changé : de multi-crises quotidiennes, tu exprimes une alternance spatio-temporelle plus acceptable de remontées acides douloureuses. Tu tolères différemment, je gère autrement. C'est donc quand tu sembles enfin moins assujetti à cette violence intérieure qui te tourmente depuis ta venue parmi nous que, paradoxalement, je me retrouve écrasée par le poids des mois d'endurance éprouvés. Je suis épuisée. Un mélange d'usure physique et psychologique qui brutalement fait céder toutes les barrières protectrices inconsciemment érigées ce jour fatidique où j'ai failli te perdre. Je prends maintenant conscience que j'ai été bien plus ébranlée par cette bataille que je ne le pensais. Ces barrages défensifs peuvent à présent s'effondrer. Je réalise à quel point je suis choquée. Je prends la pleine mesure de mon humanité. J'ai mal à mon être tout entier. Mon âme est noyée dans un torrent de larmes inépuisable. Je pleure de bonheur, je pleure de fatigue, je pleure de tristesse. Je pleure de colère, je pleure de désarroi, je pleure sans même savoir pourquoi. Je pleure d'un chagrin inexplicable. Je suis inconsolable. En apparence, je m'interdis tout laisser aller mais au fond de moi je suis affligée.

Mon cœur souffre de m'être sans cesse culpabilisée. Je m'en veux de t'avoir laissé ce jour tragique. Je m'en veux d'avoir été loin de toi au moment même de ta vie où tu avais le plus besoin de moi. Je m'en veux de ne pas m'être effondrée ce jour funeste. Je m'en veux d'avoir su tenir mes nerfs au lieu de les avoir laissés s'exprimer. Je m'en veux d'avoir été stoïque dans une situation aussi critique. Je m'en veux d'avoir été sidérée. Le sujet de discorde entre mon cœur et ma raison vient de toutes ces contradictions. J'ai en fait conscience que le drame se serait produit en dépit de ma présence. J'ai conscience que je ne t'aurais été d'aucun soutien si je m'étais conduite telle une maman hystérique hors de contrôle. Mais je m'en veux. Je me blâme essentiellement de ne pas avoir su te protéger. Oui, j'ai immédiatement rejoint le front mais je n'étais pas là quand la guerre a éclaté. Oui, j'ai été ta principale alliée mais j'aurais dû être ton bouclier. Pardon d'avoir, pour cette dizaine de minutes maudites, déserté. Ce jour aura déclenché à mon insu l'état d'alerte maximale : je deviens animale, cette maman louve qui veille sur son petit au péril de sa vie. Je ne m'accorde aucun répit.

Mon corps souffre de ces jours enchaînés à tout porter. Porter ce masque de convenance face à tous ceux qui ne savent pas. Porter ce sourire de circonstance devant ceux qui ne comprennent pas. Parce qu'il faut rayonner quand on est l'heureuse maman d'un beau bébé. Parce qu'il ne faut pas avouer son infortune au risque de heurter les sensibilités mal placées. Parce qu'il vaut mieux cacher sa détresse pour ne pas risquer d'être mal jugée. Il faut chaque jour se lever et s'affairer. Je veux prendre soin de toi, être une femme charmante, et une épouse épanouie. Personne ne doit être oublié. Rien ne doit être négligé. Je dois penser à tout. Il m'est interdit de penser à moi.

Mon corps souffre de ces mois de sommeil perdus. Je ne peux pas dormir la nuit parce que tu as besoin de moi. Je ne peux pas dormir la journée parce que tu n'y arrives pas. Quand malgré tout, le marchand de sable trouve ton berceau, les minutes sont comptées. Je suis méticuleusement organisée : chaque chose doit être à sa place au risque de parasiter mes pensées déjà encombrées. Tout doit être prêt et à portée de main. La maison rangée, les biberons remplis, les doses prêtes, les seringues pour les médicaments préparées, les linges lavés et rangés, le sac à langer rechargé de plusieurs vêtements propres au cas où et la poussette sur les « starting-blocks » si toutefois il fallait marcher pour t'aider à trouver le chemin des bras de Morphée... De longues heures de marche, sous la pluie ou dans le vent, en plein été ou le long de routes enneigées. Les poussettes sont bien équipées ! Quand mes jambes ne me portent plus, je trouve des stratagèmes dans la maison pour simuler les chaos de la chaussée qui semblent t'apaiser : rouler en va-et-vient sur un seuil de porte, un tas de revues éparpillées, un câble inutilisé... Il faut le vivre pour y croire ! Certains se moquent de moi en le voyant. D'autre se moqueront certainement en l'apprenant. Quelqu'un n'a-t-il pas dit « *avant j'avais des principes, maintenant j'ai un enfant* » ? Je confirme. Lors de ta première hospitalisation tu as développé une dépendance quelque peu contraignante : en effet, sous le prétexte de son pouvoir analgésique, les soignants ont comme qui dirait un peu abusé du petit doigt sucré ! Parlons en maintenant de la spirale infernale du petit doigt sucré. Mon corps et mon âme ne te suffisent plus : mon petit doigt est ainsi pris en otage ! Plus une sortie en poussette sans une dose de *Canadou®*[1] prête à l'emploi ! Et finalement, je conviens de débuter ton sevrage en remplaçant mon petit doigt par une sucette. S'ensuivra la désaccoutumance au sucre avec le temps. Pour information, j'avais dit pendant ma grossesse : « *je ne mettrai jamais mon doigt dans sa bouche* », « *je ne lui donnerai pas de sucette, il trouvera son pouce* ». Ne jamais dire jamais. Savoir improviser. A ce propos, j'étais certaine aussi d'être opposée à ce qui est familièrement appelé « co-dodo ». Oui, avec un avis bien tranché, il était décidé que tu dormirais le premier mois dans la chambre de papa et maman et puis ta

---

[1] Sucre de canne pur sous forme liquide.

chambre t'accueillerait naturellement ensuite. Sauf que la peur tord mon ventre de ne pas t'entendre si tu arrêtes à nouveau de respirer. Sauf que la fatigue m'use de devoir bondir de mon lit inlassablement dix, quinze, vingt fois chaque nuit. Alors je me débarrasse de mes préjugés inutiles et opte pour la solution qui nous sied. Papa s'éclipse et tu dors avec moi. A ceux qui accusent de faiblesse parentale, je réponds de force protectrice. Certaines mauvaises langues parleront en toute impunité de « *diviser pour mieux régner* ». Que savent-elles sur notre intimité ? Comprennent-elles notre impénétrable secret ? Se demandent-elles le mal que peuvent nous faire ces ignorantes injonctions : « *il ne faut pas oublier votre couple* », « *prenez du temps pour vous* » ? L'arrivée d'un enfant dans un couple en change indiscutablement la dynamique. Peuvent-elles seulement en imaginer le bouleversement lorsque l'enfant est souffrant ? Papa et moi avons déjà bien assez de notre lot de fatigue mutuelle, d'incompréhensions réciproques et de disputes associées pour nous irriter de ces intrusions inadaptées. Notre binôme restera malgré tout soudé.

L'un des arguments médicaux qui nous sera avancé quant à ton incapacité à dormir la nuit est celui d'une possible faim nocturne. Pour y remédier, il nous est conseillé de te donner un petit biberon avant de te coucher. Je mets au défi quiconque d'appliquer cette fantastique idée après avoir assisté au terrifiant spectacle de voir tes yeux s'exorbiter tandis que son contenu te remonte par la bouche et le nez, sitôt allongé ! Pour toi, pas de biberon du soir. La malnutrition n'est pas responsable de tes tracas. Tu n'es pas sous-alimenté. Tu es esquinté. Et que puis-je faire d'autre sinon me consacrer intégralement à toi pour t'empêcher d'en être de trop inquiété ? Je suis brièvement femme, je suis succinctement épouse mais je suis profusément maman.

Mon corps souffre de ces infructueuses mais pourtant incessantes remises en question que je m'inflige. Une prise de tête au sens propre comme au sens figuré, sans cesse tiraillée entre ce que je sais être instinctivement essentiel à ton épanouissement et ce que j'entends être théoriquement nécessaire à ton développement. Des blessures causées par ce sentiment stérile qu'il faille se justifier. Comment justifier qu'un si petit bout d'homme puisse décider de mon emploi du temps, déterminer mes possibilités de sorties ou de réceptions, occasionner une si grande perte d'énergie, sans passer pour une *mère incapable* devant un *bébé capricieux* ? Les autres sont sans pitié, parents eux-mêmes ou non, une sentence unique et sans appel. Pourquoi avoir à légitimer ton besoin impérieux de sécurité intérieure dans la sureté de mes bras ? Pourquoi avoir à démontrer que mon corps est lessivé pour t'avoir porté à bout de bras, nuit et jour, parce que dans l'écharpe de portage tes douleurs sont empirées et qu'en position allongée, même inclinée, tu es trop tourmenté pour le supporter ? Des stigmates laissés par la difficulté à accepter cette dualité qui s'est construite avec le temps parce que je me suis laissée convaincre de manière absurde que je devais faire partie des questions alors que j'étais ton unique réponse. Des cicatrices irréparables qui marquent pour toujours mon cœur de maman.

Je suis scarifiée des complications chroniques relatives au RGO qui t'affectent périodiquement. De première intention, j'espère à chaque poussée de fièvre qu'elle est due à un désagrément classique de bébé comme les autres. J'en viens de manière inconcevable à souhaiter que tu souffres à cause des poussées dentaires ou bien que tu as l'appétit coupé à cause d'une gastro-entérite tout ce qu'il y a de plus classique. Mais hélas non. Le traitement que tu prends quotidiennement depuis de longs mois maintenant n'est pas à la hauteur de la force dévastatrice de ton reflux. Tu es brûlé de l'intérieur. Pharyngites chroniques. Puis otites. Et maintenant complications pulmonaires : tu tousses en dormant, tu tousses en courant, tu tousses en mangeant. Entre deux hoquets, tu gémis avec ta voix éraillée par toute cette acidité. Tu grandis et apprends à dire plus précisément ton mal-être. Je me souviens avec regret de ce jour où Papa t'a demandé pourquoi tu as pleuré une nuit et que tu lui as simplement répondu, du haut de tes dix-huit mois « *Aïe* ». Le coup de poignard de trop. Jusqu'au prochain gémissement. Jusqu'au prochain cri. Jusqu'au prochain vomi. Jusqu'aux prochaines larmes dans tes yeux.

Au-delà de ma présence permanente à tes cotés et des câlins à volonté, il n'existe que trop peu de moyens médicaux ou paramédicaux pour soulager la douleur chez le bébé. Je les ai tous essayés, tentant dans la mesure du possible de composer avec les contre-indications en cas de RGO. Les anti-inflammatoires te sont quasiment interdits, le paracétamol ne semble te procurer aucun bénéfice, l'homéopathie t'occasionne des troubles digestifs... Impuissants, nous expérimentons aussi les médecines dites alternatives : rebouteux, micro-kinésithérapie... Que dire de cette séance d'ostéopathie où il nous est fait observer que tu ne dors pas assez et que par conséquent, ton système nerveux autonome, celui-là même qui contrôle entre autres l'estomac, est en surexcitation et donc, ne peut que majorer ton reflux ! Sans blague ? Nous n'avions pas remarqué ! Merci de l'information mais elle ne nous donne pas pour autant de solution ! Car sans soulager ta douleur, impossible pour toi de te détendre et dormir tranquille ! D'ailleurs, ton corps n'en finit pas de nous clamer son malaise : les jours de grand mal, tu es affligé de marbrures et tes lèvres se cyanosent. Le cardio-pédiatre confirmera qu'il ne s'agit pas de troubles cardio-pulmonaires mais bien de manifestations somatiques de ta douleur. En dernier recours, alors que rien n'y faisait pour soulager tes peines, il m'aura fallu t'administrer un traitement à base de codéine[2] ! Si petit, et déjà soumis à tellement de toxiques. De fait, à tenter de soigner d'un coté, on détériore de l'autre. L'analyse biologique la plus récente révèle que ton organisme commence à se fatiguer de tout cet empoisonnement. Et pourtant, il n'est pas question de cesser ce remède qui t'est sinon salvateur au moins indispensable - pour avoir constaté son efficacité, si minime soit-elle, les fois où malencontreusement tu l'as vomi aussitôt avalé. Je suis désorientée dans un labyrinthe dont je ne trouve pas l'issue.

Je suis usée de constater que ta croissance est hésitante. Je déploie un éventail de créativités culinaires pour passer au travers de toutes les contraintes alimentaires auxquelles tu es enchaîné : attention à éviter tel légume qui est acide, attention à soustraire tel fruit qui favorise la dilatation du cardia, attention à l'éventuelle présence de lait dans tel aliment, le lactose n'est pas bien toléré, le gluten n'est pas bien digéré... Rien d'industriel donc. Tu ne peux pas manger les gourmandises qui ravissent tant les autres enfants. Elles te font tellement envie. Tu grandis et tu prononces avec enthousiasme ces petits mots

---

[2] Antalgique puissant dérivé de la morphine.

qui me déchirent l'âme : « *à moi* » ou « *goûter* ». Je fais des recherches, découvre des alternatives, teste des recettes, te propose des préparations, parfois ravie de mon succès, parfois pleine de remords de t'avoir déclenché de nouvelles turbulences intérieures. Je suis perdue dans un méandre d'appréhensions, de peurs et d'interrogations auxquelles je ne trouve pas de solution.

Je suis désabusée. Je suis bouche bée devant la non prise de position de ce large éventail de professionnels que nous avons rencontrés. Tous ont fermé les yeux sur leur impuissance, comptant sur nos seules ressources pour assurer notre survie. Pas un n'a trouvé le courage de nous avouer la simple vérité. La vérité est que personne n'a éprouvé la force de nos difficultés. La vérité est que personne ne peut anticiper l'intensité ni la durée de ce cruel dysfonctionnement. La vérité c'est que le reflux gastro-œsophagien peut être un long tourment, pénible et très éprouvant physiquement, psychologiquement et émotionnellement. Le reflux gastro-œsophagien n'altère pas que les zones médicalement touchées par les remontées acides : il compromet la sérénité du bébé qui le subit et il entrave chaque fragment de sa vie. Il détient prisonniers des parents éreintés et désarmés devant la souffrance de leur enfant. Parce que le RGO ce sont des scènes de la vie quotidienne qui tournent subitement à la débandade. C'est te servir un verre d'eau au moment du dîner mais que ce soir-là son contenu ressort direct en jet. Je me souviens avec culpabilité d'un autre jour, au moment du bain où je me suis agacée : tu ne voulais pas pencher la tête en arrière pour rincer tes cheveux, tu paniquais de la mousse qui allait couler sur ton visage. Le moment amusant et relaxant de la toilette qui vire à la débâcle. Je n'ai pas compris de suite, j'ai oublié que cette position allait te faire mal. Tu t'es mis à avoir des hoquets du diable, des rots de l'enfer. Tu en as vomi. Tu en as pleuré. Tout ça pour un rinçage... Je me souviens de ce jour d'école en grande section de maternelle. C'était le printemps, la bonne humeur, les bonnes pâtisseries faites à nos quatre mains. A mon arrivée, la maîtresse qui me prend à part et me dit que tu ne vas pas bien aujourd'hui : « *il s'est plaint que ça lui brûlait, que ça lui remontait, il n'a pas pu faire toutes les activités* » et que si tu es allé lui dire c'est que tu dois avoir sacrément mal. Voilà comment ce jour joyeux, le « Fun Day » s'est transformé pour nous en « Fucking Day » : toi salivant de goûter ces tablées de gourmandises colorées mais restant le seul gamin de l'école qui n'a finalement pas le droit de les manger...

Le RGO c'est avoir une vie sociale en deux teintes. C'est être ravis de ta popularité et de notre sociabilité mais accepter les invitations (et en proposer) en freinant des deux pieds. C'est te savoir invité aux anniversaires de copains d'école organisés dans des lieux à la formule prête qui me font désespérer : là où les copains se jettent par poignées sur les assiettes de bonbons présentées, mangent à pleine bouche les gâteaux sucrés, moi *maman rabat joie* ne t'autorise qu'une infime ration de ce qui te fait tant rêver. Je me souviens de toutes ces fois où tu t'es résigné sans vraiment comprendre mes refus systématiques aux apéros (trop gras et le reflux n'aime pas le gras), aux desserts (trop sucré et le reflux n'aime pas le sucre), aux pizza-parties partagées entre amis (trop de tomate, trop de fromage et autres ingrédients que le reflux n'aime pas non plus). C'est qu'il est asocial notre compagnon RGO, il y a plein de trucs qu'il n'aime pas… Il est colérique aussi : si on insiste trop, il éclate en crise. Le premier palier de son courroux c'est l'inflammation : elle nécessite bien souvent la prise de corticoïdes. Mais le reflux n'aime pas les corticoïdes ! Si on ne fait rien alors il passe au palier supérieur : c'est l'infection. ORL ou pulmonaire préférentiellement. Et là, c'est ton système immunitaire qui n'aime pas avoir si souvent recours aux antibiotiques. Sans arrêt devoir choisir entre « se pendre ou se noyer » … On devient experts en résumé de symptômes utiles au diagnostic. On devient expert en calcul de doses, en conversion si on n'a pas la pipette dose/poids. On sait précisément le moment qui va faire basculer la progression vicieuse en urgence. Dans notre club d'initiés, on appelle ça la dégénérescence programmée. Inéluctablement, on sait que ça va mal tourner.

Le RGO, de fait, c'est passer plus de temps chez les médecins que chez soi. C'est connaître plus intimement la vie de sa pharmacienne que celle de sa voisine. C'est avoir dans son répertoire téléphonique les numéros mémorisés des laboratoires, des maisons médicales de garde les jours fériés. C'est savoir par cœur le chemin des urgences pédiatriques des plus proches hôpitaux. C'est avoir à la lettre D de son carnet d'adresse les coordonnées personnelles d'une longue liste des nombreux médecins qui te suivent. C'est avoir des caisses à médicaments plus fournies que le garde-manger. C'est connaître le nom des principes actifs, les posologies, les interactions médicamenteuses sur le bout des doigts, d'expérience. C'est connaître les ingrédients qui composent un plat sans en avoir lu la composition, pour être sûrs qu'un aliment caché ne va pas venir « allumer la mèche ». C'est se battre avec la pharmacie pour ne pas avoir le générique qui ne marche pas quand le médecin a oublié de préciser la mention « non substituable ». C'est passer pour l'illuminée de service en demandant à l'entourage de ne pas te donner quelque chose à manger sans avoir eu mon aval d'abord. C'est partir en week-end avec une valise à médicaments plus lourde que la valise de vêtements. C'est hésiter à partir en vacances parce que la logistique est bigrement compliquée.

Le RGO c'est finalement s'isoler des autres parce que c'est frustrant de se justifier et usant de toujours tout expliquer. C'est blessant de se heurter à l'incompréhension perpétuelle et au manque d'empathie de ceux qui ne peuvent légitiment pas comprendre ce qu'ils ne vivent pas. C'est aimer sa bulle parce qu'elle est rassurante et facile à gérer mais en même temps la détester parce qu'elle est aliénante. C'est se sentir accablé de tous les côtés. C'est se sentir seul parce que les issues sociales sont des impasses : dire que ça va alors qu'au fond ça ne va pas ou dire que ça ne va pas et avoir le sentiment au mieux de ne pas intéresser, au pire d'agacer. C'est sourire à ceux qui se lamentent de s'être fait réveiller une fois pour un nez bouché alors que je n'ai pas enchaîné deux heures consécutives de sommeil depuis plusieurs années. C'est accepter de ne pas avoir le choix. C'est étouffer sous le poids des responsabilités parfois jusqu'à avoir la sensation de suffoquer pour de vrai. C'est avoir un mental combattant tel qu'il n'autorise le corps à défaillir que lorsque personne n'est là pour le constater.

  Toutes ces épreuves m'ont atterrée, mais je suis en possession de la meilleure des armes pour me reconstruire : toi, mon fils. Tu es le noble matériau qui me façonne en indomptable force. Tu es le doux pansement qui cicatrise mes plaies chaque jour un peu plus. Tu es l'ingrédient essentiel à la composition de ma vie. Un petit être doté d'une si grande magie. Un amoureux inconditionnel de la vie. L'un des premiers mots que tu as employés est le si idéaliste « oui » ! Je suis convaincue que ma présence t'a été indispensable quand je vois aujourd'hui ton indépendance. Je suis assurée que notre fusionalité t'a par ailleurs émancipé. Mon amour pour toi est à la hauteur de ton impétuosité. Pour rien au monde je n'aurais voulu que cela soit différent parce que nous avons cette relation si particulière tous les deux qu'elle ne se parjure pas. Serais-tu cet ardent feu follet sans cette malédiction physiologique ? Serais-je cette maman passionnée si tu n'étais pas tel que tu es ? L'épouvante que nous avons traversée aura couronné nos efforts de la plus belle des récompenses : il existe entre toi et moi un lien si fort qu'il est à jamais indestructible.

L'ENTRE - DEUX MONDES

J'ai le sentiment que nous vivons dans un univers parallèle. La vie suit son cours. Ce corps qui te fait vivre l'horreur depuis que tu es né te fait développer une hypersensibilité. Une extrême sensibilité émotionnelle et physique. Tout est vécu intensément pour toi. Il te faut apprendre à vivre avec, et nous aussi. Au quotidien aussi tu sur-réagis : le chaud est trop chaud, le froid est trop froid. Ta joie s'exprime en euphorie, ta tristesse en dépression. Tes envies s'expriment en besoins, tes réticences en angoisses. Tes contrariétés prennent la forme de colères disproportionnées. L'été, impossible de t'arroser par surprise avec les jeux d'eau qui font la joie de pleins d'autres enfants : si tu ne t'y attends pas, la sensation est terriblement difficile à accepter pour toi. Je me souviens de cet après-midi pendant les grandes vacances où mamie a voulu lancer une bataille d'eau, tradition familiale amusante de mon enfance. Tu as détesté. Tu as pleuré. Mamie n'avait pas compris ta réaction : elle t'a taquiné là où le vécu ne t'était pas contrôlable. Même nos proches oublient. Tu as quatre ans. Le RGO est toujours là. Ses perturbations aussi. Heureusement, ton sommeil est de meilleure qualité. Mais ton alimentation est toujours très compliquée. L'évolution de ta croissance est surveillée de près. Seul indicateur « médical » de l'altération de ta qualité de vie par cette détestable affection. Car ces manifestations physiques qui t'accablent encore si souvent - pour lesquelles, *Non, Messieurs-Dames les médecins*, j'ai le regret de ne pas avoir de terme scientifique - ne sont guère prises en compte. Non je n'ai pas de terme médical pour désigner le *blurb* de mon fils si je le soulève par les aisselles pour le prendre dans mes bras ; le *floc* que fait son corps quand je le change de position, le *gloup* que signale son œsophage quand il spasme tellement fort que ma main en vibre ; le *grisp-grisp* que dénoncent les râles de ses poumons quand la remontée acide fait fausse route en redescendant, le *glump* qui précède un étouffement caractéristique que quelque chose est remonté et qu'il essaie de le ravaler ; le cri strident que laisse échapper sa petite gorge éraillée avant de se mettre à pleurer la nuit d'un son si terriblement particulier ; son visage tordu qui se fige quand il dort et qu'il se tortille en se contorsionnant la tête braquée en arrière, crispé et rouge, en mâchonnant et gémissant ; la toux rauque qui trahit sa fêlure quand il lève les deux bras au-dessus de sa tête pour lancer un ballon ; ses crottes de nez colorées en violet le matin au réveil qui témoignent de l'anti-acide remonté pendant qu'il était allongé…. J'ai en revanche l'exercice de plusieurs années de vie intensive à apprendre, connaître, reconnaître, accompagner et lutter contre l'ennemi RGO dans un huis clos intime et ignoré. Un savoir d'expérience dont j'ai la pleine conscience de sa légitimité.

Tu as grandi et tu as fait ton entrée à l'école. Tes pairs sont brusques et leurs bousculades sont vécues comme des agressions. Nous apprenons à faire confiance. Nous grandissons. Tu es entouré d'une équipe éducative formidable : une chance inespérée. Ils ont écouté attentivement l'histoire de tes débuts de vie pour te permettre un espace de sécurité et te proposer une ouverture à ce monde « des autres ». Ils comprennent pourquoi je dois être prévenue si un anniversaire d'école est célébré, ou si tu vis une expérience stressante comme un exercice confinement ou incendie. Car tout événement inhabituel peut potentiellement majorer ton reflux et j'ai besoin de connaître le pourquoi pour agir ensuite. Les sorties scolaires, les activités sportives, les repas de cantine… je supervise pour éviter les tourments. Je tente de contrôler ce qui m'est contrôlable. Parce qu'il est un domaine qui m'échappe complètement et qui fait des ravages sur toi. Je ne peux éviter les microbes échangés dans ces salles de classe exiguës et la période hivernale principalement riche en virus prêts à déstabiliser l'équilibre maintenu tant bien que mal. Depuis toujours, à chaque poussée dentaire, poussée de croissance, vaccin, virus ou autre maladie infantile, ton corps doit faire un choix dans ses défenses. Déjà affaibli par ce combat sans relâche avec le RGO, chaque fragilisation empire tes symptômes. Et le moindre rhume vire au cauchemar. Tes premières années de scolarité sont utilisées comme repère pour l'équipe gastro-chirurgien : un cobaye encore une fois. Nos mises en garde ne servent à rien. Il faut attendre, encore, de voir de quelle manière ton corps tolère avant de prendre une décision plus radicale. Et le temps œuvre en ta défaveur. Les doses de traitement anti-acide augmentent, les aérosols deviennent quotidiens parce que tes poumons sont en inflammation permanente. Et tu n'es pas stable. Nous sommes démunis. Et en colère. Ta courbe de croissance n'évolue que très peu. Tu souffres beaucoup. Trop souvent. Le temps est long. La logique finalement s'impose, il faut t'opérer.

L'INTERVENTION CHIRURGICALE

Clap(et) de fin ? Toutes ces années à accepter d'attendre et à espérer que ton cardia fonctionne efficacement de manière naturelle. Toutes ces années à tenter de compenser médicalement les complications. Toutes ces années à se convaincre, sur les argumentations des spécialistes qui ont ton avenir entre leurs mains, que l'alternative chirurgicale ne sera pas nécessaire. Et finalement devoir tout déconstruire psychologiquement tant l'opération est indispensable. Pour décrire brièvement ce qui nous est exposé, il s'agit d'un acte appelé Nissen. L'intérêt est de venir corriger l'incompétence mécanique du sphincter inférieur de ton œsophage en entourant complètement (à 360 degrés) la zone anatomique défaillante, et reconstruisant ainsi une valve empêchant tout reflux de remonter de l'estomac dans l'œsophage.

Nous y voilà donc. Un numéro parmi des milliers d'autres. Un anonyme. Nous ne sommes pas importants. En ce que je crois être une fin de parcours, une dernière épopée s'annonce, tumultueuse. Administrative d'abord. Car tout est affaire d'argent hélas dans ce monde qui semble être trop cupide pour être humain.

— *Votre entrée est prévue à 17h* : tout part de là.

Ponctuels donc, nous sommes aux formalités d'admission en temps et heure face à un employé geignant d'être - je cite - « *la pute de l'hôpital* » ! Si, si, selon ses dires désabusés c'est bien connu « *que rien ne marche* » et qu'il « *s'en cogne* ». Il s'empresse cependant de nous avertir des tarifs prohibitifs du prix quotidien des services de télévision et de l'heure à laquelle je suis tenue de descendre (et donc à priori te laisser seul dans ta chambre - rappelons-le tu as quatre ans !) deux fois par jour - avant 9h le matin et 15h l'après-midi - pour commander mes repas accompagnant (si je souhaite me restaurer, ce qui visiblement est une option).

— *Mais ah ! Le petit déjeuner est gracieusement offert*, nous dit-il de manière suffisante.

Erreur naïve de penser qu'aux vues de notre heure d'entrée le service aurait prévu pour nous ce soir…

— *Ça m'étonnerait,* ricane-t-il en me tendant le flyer d'une pizzeria, ajoutant d'un air las, *ils livrent, vous n'avez qu'à donner le numéro de chambre…*

Non que nous soyons là pour une expérience gastronomique mais j'imagine que l'alimentation me sera nécessaire pour garder de l'énergie les jours à venir. Naïveté encore. J'en reste sans voix, et tant mieux car la suite des informations ne s'avère guère plus reluisante.

— *Sachez que le temps où votre enfant sera au bloc opératoire, la télévision se coupera automatiquement, c'est informatique …*

OK, donc mon enfant part se faire opérer, je me morfonds dans l'attente, et je n'ai pas la possibilité de me changer les idées avec quelques divertissements. Non pas que je sois accroc à un programme en particulier mais, à part me compter les doigts, le temps risque de me sembler bien long ! Et d'ailleurs, je paye la journée d'entrée plein tarif et celle du bloc aussi pourtant. Toutes ces déconvenues ne sont pas importantes quand il s'agit de la santé de la chair de sa chair mais elles viennent ajouter de la confusion et de l'agacement là où il n'y devrait pas avoir lieu d'être. Des années à se bagarrer pour les rendez-vous et autres examens avec dépassements d'honoraires et parkings d'hôpitaux payants, alimentation spécifique sur ordonnance et pourtant non prise en charge par les organismes de santé, médicaments prescrits mais considérés comme « de confort » pour l'État donc payants en intégralité. La santé a un coût, (trop) élevé, et quand elle concerne les enfants c'est d'autant plus inadmissible. L'esprit devrait être concentré uniquement sur la maladie, son apaisement, sa guérison - et pas sur ce casse-tête logistico-économique.

Arrivés dans le service, personne pour nous accueillir. Du coin de l'œil, une salle d'attente vide nous invite à patienter le temps que quelqu'un s'aperçoive de notre présence. En l'espace d'une dizaine de minutes, quatre personnes différentes dont on ignore le statut dans le service viennent demander quatre fois la même chose donc : nom, âge, poids et date de naissance. Soit ils ne se font pas confiance dans leurs transmissions, soit ils ne se font pas les transmissions tout court. Le temps défile et finalement autour de 19h30 tu es installé dans ce qui sera ta chambre. Intriguée que l'on ne t'ait servi aucun dîner (tu n'es pas encore censé être à jeun) je me hasarde à trouver une âme charitable qui saura me renseigner sur ton avenir nutritionnel, proche je l'espère ! Quelle sotte je fais !

— *Comme vous êtes arrivés en retard, il n'y a pas de plateau pour votre fils.*

— *En retard ?! On nous a demandé de rentrer à 17h ! Pensez bien que venant de loin, j'aurais pensé à lui prévoir un diner si j'en avais été informée…*

— *Ah bah on* (ce fameux *on*, il va vite m'agacer, personne ne prend jamais ses responsabilités) *aurait dû vous prévenir.*

Et voilà. Fin de la discussion. Donc quoi ? Suis-je obligée d'aller acheter du fast-food à mon fils la veille d'une intervention pour RGO ? Ou alors il ne mange tout simplement pas, histoire qu'il n'ait déjà pas beaucoup d'énergie en plus du fait qu'il n'a pas tant de réserves que ça ?? Heureusement, maman a des ressources. Et une amie qui vaut de l'or. Par chance, c'est elle qui accueillera papa les nuits où nous resterons le temps de ton hospitalisation - un seul accompagnant étant autorisé à rester avec toi. Elle n'habite pas très loin et cuisine selon les mêmes valeurs diététiques qui nous nourrissent habituellement. Elle te prépare rapidement un « vrai repas », et papa te livre tardivement. Ton dernier repas avant un moment, fait maison et avec amour.

Dans l'attente, je réalise que personne n'est venu s'enquérir des traitements dont tu as besoin. Hésitante mais soucieuse de plutôt trop emporter que pas assez, j'avais prévu une trousse à pharmacie complète. Je m'en vais donc questionner la première personne venue pour savoir si des consignes ont été données quant à leur administration, en précisant que j'ai les médicaments mais que j'ai besoin d'un masque pour ce qui concerne les aérosols et d'un gobelet d'eau pour l'anti-acide. Car oui l'eau non plus n'est pas fournie, c'est 1,80€ la bouteille de 50cl.

Pour résumer : service pédiatrique au personnel fantôme, pas de télévision pour un enfant qui va être coincé dans son lit plusieurs jours, pas de repas, pas d'eau. C'est à se demander dans quel état tu vas repartir… Bref. La réponse obtenue je m'y attendais presque, dans la logique du reste :

— A*h baaaah, on n'est pas au courant … Il a des traitements* ?

Un peu tendue, je réponds que j'ai pourtant rempli le dossier mentionnant tes médicaments, dosage et posologie. Je suis presque inquiète même de cette méconnaissance de ton dossier et du RGO dans son ensemble. Concernant les aérosols passe encore cette ignorance, malgré les dires du chirurgien, de l'anesthésiste, de la gastro-pédiatre, du pneumologue et du pédiatre qui te suivent et qui s'accordent tous à dire que les RGO pathologiques sévères comme le tien nécessitent des aérosols pour soulager/limiter les conséquences pulmonaires. Mais l'anti-acide ? Pour un enfant RGO sévère, n'est-ce pas de la logique ? Tu n'es forcément pas le seul enfant de passage dans ce service à y être hospitalisé pour ce motif chirurgical. Que connaissent-elles de ta pathologie et de ce qu'elle implique ? Doit-on marquer à l'indélébile RGO sur ton front pour être certains que l'équipe du bloc opératoire sache quoi faire de toi ?! Rien ne va être pris en charge dans le bon sens, je l'ignore alors. J'avoue en cette fin de soirée me sentir très peu rassurée.

Pour finir, en maman attentive au confort de son enfant (oui j'y crois encore) j'ose me risquer à demander une couverture pour la nuit ne voyant qu'un drap sur ton lit. La réponse finit d'achever mes nerfs :

— *Il n'y en a plus. Tout ce que je peux vous donner c'est un autre drap mais il était prévu pour votre banquette ...* (car de lit accompagnant c'est en fait une banquette d'environ 120 cm de long sur 70 cm de large !)

J'avais pris ta douce couverture de naissance, elle sera utile plus que jamais. Petite certes mais faute de mieux tu te sens cocooné comme à la maison, repère familier que tu utilises fréquemment.

Mais qu'est-ce que c'est que cet hôpital qui facture le moindre « à côté » mais qui n'a pas de quoi fournir les bases d'une hospitalisation (pédiatrique en plus) à savoir de quoi boire, manger et se réchauffer ? Et l'on attend de nous patience et respect en retour de propos las, méprisants et nonchalants ? Et si c'était eux ? Leurs enfants ? C'est invraisemblable. Demain est un autre jour, j'espère profondément qu'il sera sous de meilleurs auspices. Ton frère me manque aussi, il est resté dans notre ville, dans notre maison, pour ne pas trop perturber ses repères en notre absence. J'appelle papi et mamie qui prennent soin de lui, tu lui dis bonne nuit. Volets fermés. Tu t'endors et moi j'écris. J'écris pour expier cette journée. J'écris pour me préparer à la suivante. Cela va devenir notre rituel d'endormissement durant chaque soir de cet isolement.

Jour J. Mon doux, mon tendre, mon courageux petit guerrier. Mon aimé, mon adoré. Nouveau chapitre. Il est 6h lorsque l'infirmière vient me demander de te réveiller pour te préparer. Je prends mon temps. Je prends le temps de te regarder, profondément endormi, le visage serein, le corps détendu, c'est si rare. C'est tellement paradoxal : à toutes ces nuits douloureuses, gémissant, tortillant, celle-ci te laisse en paix. J'inspire lentement et prends le temps de m'inspirer de ta sagesse, de m'envelopper de ta douce quiétude, avant de te sortir des bras de Morphée. Tu ouvres les yeux, doucement, et me souris. Mon rayon de lumière. Chacun de tes gestes réchauffe mon cœur meurtri. Tu me demandes de te lire l'autre histoire, celle que nous n'avons pas racontée hier « *tu sais* » me dis-tu « *celle qui est dans la valise à surprises* ». Oui mon cœur, absolument, rien ne t'échappe. Tu es d'un caractère incroyable : réveillé au petit jour et tu restes disposé à exécuter les consignes que je te donne dans la bonne humeur, malgré les changements de repères et l'interdiction de manger ou boire. Une rapide douche donc, au saut du lit, avec un produit à l'odeur écœurante, que l'on s'empresse de tourner à la dérision parce que tu ressembles à un schtroumpf jaune, et hop ! Te voilà dans ta tenue d'apparat chirurgical. Le service encore une fois ignore les directives convenues avec le staff opératoire : ton super pyjama dinosaure accepté par le chirurgien n'est finalement pas autorisé, le service fait ce qu'il veut. Tu ne comprends pas mais tu acceptes sans heurt. Peu t'importe, tu t'installes avec bonheur dans mes bras, prêt à partir vivre les aventures de tes héros favoris.

Depuis notre arrivée, on nous dit le tout et son contraire : tu es prévu au bloc à 7h30, ou à 10h, ou à 11h… chacun son fuseau horaire apparemment, il semble que le service, le chirurgien et le bloc n'aient pas le même planning. Le chirurgien me dit d'attendre devant le bloc car à ton retour en salle de réveil je pourrai t'y rejoindre. La surveillante des blocs me redirige elle vers ta chambre car patienter devant le bloc « *n'est pas rationnel* » selon elle. Décontenancée, j'explique que je t'ai prévenu de ma présence à tes côtés à ton réveil suivant les recommandations de l'anesthésiste qui nous a accueilli. Elle me rétorque que les médecins et la salle de réveil n'ont pas la même version et que cela serait bien qu'ils s'accordent. Entièrement d'accord !!! J'insiste. Je ne te mens jamais : je serai là à ton réveil, qu'ils se débrouillent pour que je puisse tenir ma parole. Quoi qu'il en soit, tu es prêt pour 7h30. Le chirurgien passe nous voir, apprécie l'humeur et la forme du jour et conclut que ton passage est prévu pour 11h. Je sors alors m'aérer une dizaine de minutes te confiant aux soins de papa qui nous a rejoint précipitamment, prévenu plus tôt des incohérences temporelles au sujet de ton heure de passage. J'ai besoin de téléphoner à la maison m'assurer du bien-être de ton frère, si petit pour être déjà séparé de moi sur plusieurs jours. Un crève-cœur. Mais je le sais entre de bonnes mains.

Un mauvais pressentiment. J'abrège l'appel. Une intuition. Je sens une urgence à devoir remonter rapidement. Je prends les escaliers en courant, la tête prise de vertiges, le cœur nauséeux et palpitant. De loin, j'aperçois un brancard et des portes d'ascenseur qui vont se refermer. Je ne vois pas mais je sais que c'est toi. J'interpelle en me précipitant pour me faufiler entre les portes. A cinq secondes près, je te manquais ! Oui, c'était toi. Papa, le téléphone à la main, les yeux mi-furieux mi-inquiets de ne pas avoir réussi à me joindre. Il est 8h ! Je me suis absentée moins de dix minutes ! Et tu ne devais descendre au bloc que dans trois heures ! Mais je suis là. Et en l'espace des deux étages et trois couloirs par lesquels nous conduisent les brancardiers, confus de notre colère, mon téléphone sonne dix-neuf fois … Les appels manqués de papa. Le réseau téléphonique est au diapason des transmissions hospitalières : pourri…

Tu es assommé par la prémédication préopératoire : une petite vision de toi à l'adolescence avec un verre dans le nez. Nous en plaisantons. Un gros câlin, un gros bisou, des mots d'amour murmurés et les portes du bloc opératoire t'engloutissent. Je suis plongée dans le néant. Le temps s'arrête. Je n'entends ni ne vois plus rien ni personne. Je ne sais pas quoi faire de moi. La pression que je viens de ressentir redescend, les larmes me montent. J'espère tellement avoir pris la bonne décision. Plus de quatre ans de lutte acharnée : sa majesté RGO, ton règne prend fin aujourd'hui. Je lâche prise, ton sort ne m'appartient plus pour les heures à venir. Je vois défiler les plus terribles galères que nous avons surmontées, toutes les tempêtes que nous avons essuyées. Et de tout ce malheur, l'image commune qui fait le lien dans mon esprit est cette union que nous faisons toi et moi. Je nous vois dans les bras l'un de l'autre à chaque âge de ta vie. Je sens cette harmonie de tendresse qui nous lie. Notre amour réciproque réchauffe mon corps gelé. Mon cœur bat fort. Très fort. Je t'aime mon fils. A tout à l'heure.

Les heures passent. J'ai une capacité de dissociation qui me surprend. Voilà des semaines que je marche à côté de moi-même. Les jours s'écoulent, se ressemblent, avec leur lot d'événements inattendus : nouvelles crises aiguës de reflux, nuits agitées, signes de nervosité, d'agressivité, de révolte parfois. Tes moments de ras-le-bol plus que légitimes. Consultations médicales, paramédicales, traitements, heures perdues dans les salles d'attente, patience dans les pharmacies : les répercussions du RGO sont légions et touchent de nombreux domaines. Rien ne me hante : je rassure, j'explique, je prends le temps d'être. Être avec toi. Être auprès de toi.

Le chirurgien nous a prévenus du déroulement théorique de l'intervention, mais aussi des éventuelles complications consécutives à l'histoire et à la sévérité de ton reflux.

Complications possibles liées à sa durée aussi qui se compte en années d'agressions acides permanentes sur tes organes internes et notamment ton estomac et ton œsophage - principalement concernés par la « reconstruction » anatomique prévue. Les risques vitaux, abordés abstraitement mais néanmoins évoqués, liés à l'opération elle-même mais aussi à cette anesthésie générale qui est loin d'être la première que ton petit corps doit tolérer. A défaut d'avoir manqué une information, des risques relus à maintes reprises lors du remplissage des consentements parentaux chirurgicaux, anesthésistes, médicaux. Les mots marquent l'esprit. Ils restent inconscients jusqu'à happer au moment où l'on ne s'y attend pas. La pression monte d'un cran, mon *moi externe* voit mon *moi interne* se pétrifier. Car bien sûr si tes souffrances quotidiennes ne m'échappent pas, elles appartiennent au domaine du connu. Concrètement, « on en chie, mais on gère ». Là, bien que convaincue de la nécessité d'en finir avec tes galères gastriques et leurs dommages collatéraux définitivement trop lourds à porter pour un enfant de quatre ans, l'inconnu m'effraie. Et si je n'avais pas pris la bonne décision ? Pourquoi n'est-ce pas à l'équipe de docteurs qui te suivent de trancher ? Ils sont au minimum six professionnels à convenir que les traitements ne suffisent pas à te stabiliser, que tu ne peux pas jouir de l'enfance qui t'est due, que tu cours des risques à long terme. Alors pourquoi est-ce à papa et moi d'assumer la responsabilité de la décision opératoire ? L'univers nous a montré le chemin d'une bien cruelle façon. Comme pour ne pas laisser le doute me gagner, mon cœur se serre et je repense aux jours qui ont précédé : ta dernière crise, si violente qu'elle nous a une nouvelle fois conduits aux urgences. Si violente que malgré tous les traitements déjà en place, il aura fallu au médecin décider d'augmenter les doses et de compléter l'artillerie au risque sinon de voir l'intervention annulée - à seulement quatre jours de l'opération, l'anesthésiste aurait refusé de t'endormir au vu de ton état respiratoire détérioré. Un dimanche de mai ensoleillé. Quand d'autres familles peuvent profiter d'un peu de farniente, nous passons l'après-midi à l'hôpital. Encore. Nous parcourons les villages alentours à la recherche de la pharmacie de garde. Encore. Nous n'avons le temps de rien. Nous ne profitons pas de nous. Alors oui. Trop c'est trop. Fini les diagnostics qui désignent sempiternellement le même coupable : aujourd'hui RGO tu es condamné à perpétuité. Cet acte radical, c'est notre dernière chance de te libérer du joug de ce bourreau.

Enfin la salle de réveil appelle le service où nous patientons de plus en plus fébrilement avec papa. L'opération a été très longue. Il est 12h30. Je me précipite à ton chevet. Les couloirs labyrinthiques empruntés de manière inattentive à l'aller sont d'une limpidité énigmatique à présent. Je tourne, je monte, je file droit et en moins de temps qu'il n'en faut pour le réaliser les portes s'ouvrent sur toi. Mais un autre toi. Je suis aguerrie aux procédures, aux sonnettes d'alarme, aux machines, aux tenues, aux odeurs, aux tubulures et autres sondes. Mais je ne suis pas préparée à toi. Un petit être qui crie sa douleur d'un hurlement bestial, les yeux exorbités qui témoignent de sa frayeur. Le corps spasmé qui se cabre dans une posture inhumaine, poings fermés. Habité d'une force colossale, tu nous obliges à être trois pour te contenir pour que tu n'arraches pas ta sonde, ta perfusion, tes câbles de surveillance cardio-respiratoire. Pour que tu ne te blesses pas. En apnée, trempé de sueurs froides, tes lèvres bleuissent, ta saturation en oxygène diminue et ta fréquence cardiaque s'affole. Un petit bébé qui veut se sortir coûte que coûte du piège dans lequel il est pris. Tandis que les infirmières enchaînent les injections de calmants, je me hisse contre toi et tente de te faire cesser de te débattre. Tu ne me vois pas. Tu ne m'entends pas. Je suis là mon amour, regarde-moi. Sois rassuré mon ange, écoute-moi. Calme-toi. Ma main sur ta poitrine, ma bouche au creux de ton oreille, je coupe l'image et le son. Nous ne sommes plus que nous, je te chuchote notre chanson, je te dis que je veille sur toi, que je t'aime d'un amour si puissant qu'il va effacer tes peurs et tes douleurs. Je les prends, confie-les-moi. Abandonne-toi. Je sens les battements de ton cœur ralentir sous ma main. Je sens le souffle de ta respiration reprendre un rythme régulier. J'ouvre mes sens au monde autour de nous et je vois ton visage lentement se décrisper, tes paupières se refermer. Les machines cessent de sonner. Pour seulement quelques brèves minutes. Puis tu revêts ton masque horrifié d'une pâleur effrayante. A nouveau terrifié de ce que tu ressens, cette sonde dans ta bouche, ces machines qui hurlent dans tes oreilles, ces câbles qui t'entravent tels des chaînes de prisonnier. Ces douleurs que je n'ose imaginer. Ces lumières aveuglantes, ces inconnus masqués qui t'exhortent de te calmer, pensant te rassurer te promettant que tu vas t'habituer. Je lis dans tes yeux ton effroi : parce que ça va durer en plus ? Combien de temps encore vas-tu ressentir ce que tu ressens ? Plus de deux heures de va-et-vient entre assoupissement et métamorphose d'un ange en furie. Cauchemardesque. J'ai l'impression d'être un monstre lorsque dans tes yeux écarquillés je lis ton épouvante et te demande pourtant de souffler doucement comme je te l'ai appris en cas extrême. Je mesure l'abomination de voir le seul être en qui tu as confiance te donner l'apparence d'être insensible à ces violences que tu vis. Je me meurs de ravaler ma rage et mon chagrin pour que tu ne t'accroches qu'à ma force pour lutter. Les soignants sont démunis devant ton supplice. Tu es d'un courage hors norme. Blotti dans mes bras, tu commences à cesser de te débattre. Tu abdiques. Tu es parti ailleurs. Je vois ton regard vitreux qui semble dire « *ok, fais ce que tu veux* ». Tu pleures des larmes silencieuses. Je me fissure de l'intérieur. Je suis brisée.

De retour en chambre, je suis vidée. Les calmants semblent nous octroyer une trêve. Temporaire. Tu ouvres un œil et le malaise te reprend. Tu te bats, acharné, entre spasmes nauséeux et tentative de désamorçage de sonde. Tu tousses, tu pleures …et tu souffles. Avec moi. A ton rythme. Tu passes l'après-midi à clamer ton inconfort et ta douleur. Jusqu'en ce début de soirée où tu finis par arriver à ton objectif principal : tu arraches ta sonde. *Team surveillance 0 - Adam 1*. Tu veux te justifier, moi je me demande déjà comment tu as fait pour la garder jusque-là !! Je l'aurais fait moi-même si je n'en connaissais pas l'intérêt. Elle permet à l'air dans ton ventre de s'évacuer. C'est important. Mais elle aurait dû être mise en place par le nez. Après l'angoisse d'avoir commis un acte répréhensible, tu sembles plus apaisé, et tu manifestes même l'envie. Envie de colorier, de manipuler l'un de tes jouets. Alors quand le chirurgien passe une heure plus tard pour s'assurer de ton état sans sonde, elle décide de garder une surveillance extrême pour la nuit et de tenter de ne pas re-sonder, me laissant juge de ta douleur comme seul critère. Si tu as trop mal, alors le signal d'alarme est donné : il faut la recontacter d'urgence. Merci pour le coup de pression supplémentaire.

Tu semblais être tellement mieux. Les apparences sont malheureusement toujours trompeuses. Et c'est toi encore une fois qui va souffrir des conséquences. La nuit est blanche. Tu vas alterner les nausées, les spasmes, les sueurs froides, les tremblements, les hurlements, les pleurs… Tu restes collé à moi comme si j'étais ton dernier rempart avant de perdre la raison. Tu ne comprends pas ce que tu fais là. D'ailleurs entre deux sanglots, tu me regardes droit dans les yeux d'un air éploré et me dit : « *comment tu veux que je comprenne, moi, je suis trop petit* ». Mon cœur déjà morcelé éclate. A court de mots, je te serre contre moi, coupable anéantie par ta peine. Malgré les tentatives successives des infirmières pour atomiser tes douleurs à l'aide d'antalgiques toutes catégories, tu ne fermes pas l'œil de la nuit. Tu me dis être inquiet parce que tu es malade, qu'à la maison tu as un lit pour te reposer et que si je continue à te dire que je n'ai pas le droit de te donner à boire et à manger tu as peur de mourir de faim. Mon cœur déjà éclaté et morcelé est définitivement pulvérisé. A cinq heures du matin, le verdict tombe : la sonde que tu t'es donné tant de mal à te débarrasser va être reposée par ton nez. Informée des possibilités de par mon métier, je n'offre pas d'alternative à l'infirmière de la nuit et demande à ce que l'acte soit effectué sous masque Meopa[3] car, si les trois paliers successifs d'antalgiques ne t'auront apporté aucun réconfort, je veux t'offrir une soupape de bien-être, éphémère certes, pour t'éviter d'être conscient de cette nouvelle agression qui se profile. Un moment suspendu où tu nous fais rire. Où tu redeviens ce TOI que je connais : tu es donc toujours bien là, quelque part au fond de toi. Plaisantin, bavard, sociable, innocent. Un aparté heureux qui ne rend que plus difficile le retour à la réalité. Le retour à la sonde, tellement indispensable puisque dès sa pose tu es soulagé d'au moins 90cc d'air à nouveau. Ras-le-bol de cette sonde. Même par le nez tu ne la supportes pas, elle te gêne, te bloque la gorge. Le sparadrap qui la maintient en place te tire la joue. Tu as mal. Encore mal. Ton sourire s'évanouit instantanément, évaporé tel un mirage. Tu ne fermes pas l'œil du reste de la nuit malgré l'administration opportune d'un nouvel antalgique, pourtant classé plus fort. Tu n'es plus toi. Tu es transformé, l'œil cerné, le regard dans le vague, hagard. Tu gémis. Rien ne te fait envie. Mon bébé bonheur, qu'est-ce que je t'ai fait ?

Jour 1. Accablée, à bout de nerfs de ces dernières vingt-quatre heures, je sors de la chambre dès l'arrivée de papa ce

---

[3] Mélange de gaz à l'effet euphorisant, antalgique et anxiolytique pour une durée éphémère.

matin-là. Isolée quelques secondes plus tard dans la cage d'escaliers, je m'assois et libère ce poids sur ma poitrine qui m'étouffe. Les sanglots éclatent, les larmes coulent : je te rejoins au pays du chagrin. Je reviens vers toi réarmée de tout mon amour et libérée du poids de ma culpabilité pour mieux t'accompagner dans cette nouvelle journée. A bout de forces tu cesses de lutter, tu te permets un petit repos matinal. Calme, tu vas dormir deux heures. Enfin ! Tu te réveilles moins déprimé et apprends la nouvelle. Le chirurgien passe nous annoncer ce que l'on envisage comme de bon augure : contre toute attente, tu vas pouvoir déjà boire et manger. Alors bien sûr, on est loin du repas de banquet ! Toi qui en rêvais, toi qui t'inquiétais tellement, voilà qu'une infime partie de tes souhaits va pouvoir être exaucée. Mais… Il y a toujours un mais… C'est un cercle vicieux : l'opération a touché aux nerfs responsables de la mobilité gastrique qui se paralysent momentanément. Tu es douloureux de l'intervention en elle-même. Tu es douloureux des conséquences de la réaction « préventive » de tes organes. Tout cet air accumulé dans ton ventre te fait souffrir. La sonde peine à l'évacuer. Il s'agit d'aider ton organisme à se réveiller. Alors à toi les deux ou trois gorgées d'eau et si tout va bien dans les heures qui suivent les deux, trois cuillères de compote. En soirée, l'exploit d'un demi verre d'eau et un petit pot de compote semble le succès d'une journée moins chaotique, teintée d'un voile de tristesse obscurcissant ton regard inquiet. D'habitude si tonique, si plein de vie, si énergique, ton corps paraît ne plus t'appartenir. Tu sembles échoué, tout petit dans un lit trop grand, comme abandonné. Je suis ton seul repère : tu me cherches sans arrêt du regard. Aux va-et-vient des soignants tu paniques. Tu es perdu. Tu es mutique. Tu exprimes une rage silencieuse. Je suis sans mot : seuls mes gestes ont de l'impact. Je m'assure de ton confort d'installation, je réponds à tes frêles sollicitations. Tu es avide de contact : ma présence ne suffit pas, tu dois me sentir physiquement contre toi. Je distille avec prudence mes paroles d'amour car tu y réagis avec larmes. Tu te retiens mais ton menton tremble. Je patiente avec toi. Ce soir tu t'endors sans heurt : la sonde libère la pression dans ton ventre, j'espère avoir libéré celle autour de ton cœur qui te le faisait sentir si serré.

Les premières heures de ta nuit sont agitées : la douleur s'inscrit dans tes grimaces, ton corps semi endormi. A demi conscient, tu me supplies, terrifié, de faire disparaître des ombres invisibles que tu désignes d'un doigt incertain. Hallucinations liées à l'accumulation de médicaments dans ton organisme ? Liées au manque de sommeil ? Tu te raidis. Tu geins. Démunie devant la lenteur d'action des antalgiques, je m'installe dans ton lit pour te prendre dans mes bras. Nous y passerons le reste de la nuit, blottis l'un contre l'autre.

Le lendemain. Nous nous réveillons dans cette même étreinte. Hier accablés de fatigue et de tristesse, aujourd'hui enveloppés de douceur et d'espoir. Aujourd'hui est le jour charnière qui va nous permettre je l'espère de cesser les grands écarts émotionnels. Ragaillardi de ces quelques heures de sommeil, quand tu ouvres les yeux sur moi je vois discrètement les coins de ta bouche se relever. Et tout me semble moins difficile. Mon fils, tu es de retour. Léger, presque imperceptible mais d'une puissance absolue : ton sourire. Et comme pour accompagner mon élan d'espérance, les consignes du chirurgien poursuivent : fini la sonde, fini la perfusion. Ce matin tu redeviens libre de tes mouvements. Tu peux te lever si tu veux, t'assoir seul, te retourner aussi aisément que peuvent te le permettre tes cicatrices. Petit à petit, tu reprends confiance. Avec papa et moi, tu redeviens toi. Mon petit homme enjoué, avec l'envie d'être et d'échanger. Au début hésitant, tu te crées de nouveaux repères. Et tu survoles la journée test comme si d'obstacles il n'y en avait pas. Tout redémarre : ton alimentation, ton hydratation mais aussi tes fonctions urinaires et digestives. Tout est à l'échelle minimale bien sûr : il te faut réapprendre ce corps qui te fait défaut depuis toujours et dont les sensations sont modifiées. Les premières bouchées sont laborieuses. Des hauts et des bas qui vont alterner sur deux jours. Dans l'heure, de bavard chantant tu deviens mutique renfrogné, blasé et en colère qui nous accable de remords et de doutes. Rien ne t'intéresse. Tu nous fuis du regard et ne nous réponds plus que par onomatopées ou pire, par un silence rempli de reproches. Tu es arrivé ici, pour toi tu étais en bonne santé. Ces replis sur toi sont ta manière d'exprimer ton incompréhension. Ce sont des moments où peut-être une gêne, un inconfort ou une douleur invisible à nos yeux se fait plus présente pour toi : une émotion, une sensation, un souvenir attaché à cette hospitalisation (ou une antérieure ?) qui provoque chez toi un mal-être que tu n'identifies pas. Cet inconnu t'effraie, ce malaise te trouble. Tu as besoin de ces pauses de retour sur toi pour mieux revenir à nous.

A la fin de ces dernières quarante-huit heures, le chemin parcouru m'impressionne, comme toujours. Tu as cette faculté à sublimer les pires scénarios. Tu es un être magique qui imprime sa force de vie à travers son regard ou son sourire. Éternel optimiste, idéaliste, au cœur profondément heureux, tu conclus au moment du coucher d'un merveilleux « *c'est beau la vie hein maman chérie ?* »…

Les jours qui suivent, la sociabilité que l'on te connait refait surface. Certes le chirurgien n'aura droit qu'à deux pauvres « *mmh* » et un regard assassin à chacune de ses visites, semblant être désigné responsable de cette incarcération douloureuse. Mais les soignants du service gagnent l'un après l'autre tes faveurs, certains bénéficiant même d'anecdotes amusantes et autres détails plus ou moins croustillants puisés dans tes souvenirs. Mon gentil petit homme, tu nous invites à nouveau à partager ton univers. Pour notre plus grand bonheur, tu nous rouvres les portes de ton monde. Tu nous donnes libre accès à ta féerie. Et puis brutalement tu pleures. Tu te fermes. Rideau. La douleur t'emporte. Chirurgien et gastro-pédiatre sont désabusés par ce post opératoire compliqué. Ils sont confrontés à des difficultés qu'ils ignorent comment résoudre. La reprise alimentaire n'est pas censée être si rude. Le schéma se répète chaque jour : les quantités sont trop maigres et provoquent trop de difficultés. Tu as faim mais tu n'arrives pas à manger assez. Même fractionné. Dans cette dynamique, des trois jours d'hospitalisation annoncés, nous sortirons au septième.

Retour à la maison. Tu es si jeune. Un enfant. Tu vis dans le présent. Si hier n'est pas un concept abstrait pour toi, demain ne compte pas. A tes yeux, ce que tu vis aujourd'hui n'a pas de sens. Encore des interdictions, des frustrations auxquelles se rajoutent de nouvelles consignes : « *doucement, mâche bien, pose ta cuillère, on va attendre un peu, non ça tu ne peux pas le manger encore...* » Mais alors quand ? Pourquoi ? Tu n'as pas le droit de courir comme si ta vie en dépendait, tu n'as pas le droit de grimper comme pour toucher les nuages que tu imaginais. Tu as besoin souvent de te reposer, de t'allonger. Tu marches courbé. Ça te tire. Ça te démange. Ce ventre qui est censé être réparé ne te permet même pas de te redresser ! Tu parles d'un progrès ! Je te dis qu'il faut être encore un peu patient avant que tu retrouves ta vie d'avant... Une vie mieux encore ! Mais toi, ce que tu crois, c'est que je te mens. Alors soit. Je suis une menteuse pour le moment. J'accueille ta révolte. Je n'ai pas de réelles certitudes en fait. Mais je veux croire que tout ça n'est pas enduré pour rien. Je fais de mon mieux pour diversifier ta maigre palette diététique : tu n'es plus un bébé, le mixé ne te fait pas rêver. Je m'essaie à des recettes oubliées : bouillons, purées, desserts... que je te présente avec le plus d'enthousiasme possible. Je me questionne sur les conséquences de cette focalisation à propos de ton alimentation : ne va-t-on pas finir par te rendre fou ?! Au mieux finiras-tu par nous faire un blocage ? Au pire des troubles du comportement alimentaire sur le long terme ? Mais a-t-on vraiment le choix ? La valeur d'une cuillère à café de trop ingérée et te voilà plié en deux, avec le hoquet. Alors j'apprends vite, très vite, à repérer la quantité tolérée par prise et l'air de te laisser t'autogérer, je pose des limites, je te sers dans des récipients différents de tailles réduites pour que tu ne te sentes pas rationné. Pour que tu n'aies pas encore ce sentiment d'être privé. Je m'habitue à cette cape de *maman méchante* comme tu dis, celle qui distribue les « *oui tu peux* » et les « *non ça suffit* », le cœur lourd de toutes ces responsabilités. Je me sens une marionnettiste, triste, qui travaille dans l'ombre à réfléchir quelle ficelle tirer et à quel moment ce sera le plus approprié.

Il faudra encore un peu de temps. Du temps pour que les anciens réflexes s'oublient. Du temps pour que les nouveaux repères s'installent. Du temps pour que tu ne souffres plus. Du temps pour que nos corps se remettent, que nos esprits s'apaisent et nos cœurs blessés pansent leurs plaies. Du temps pour que tu aies une vie, celle pour laquelle nous avons tant lutté, tellement sacrifié, tout traversé. Du temps pour que tu aies, enfin, cette vie que tu mérites tant. Ta vie d'enfant.

L'ÀPRES

A peine plus de trois mois se sont écoulés... Trois mois qui représentent si peu... Et pourtant ils représentent aussi tellement. Je croyais te connaître mais je te redécouvre mon bébé bonheur, mon ange sourire. Aujourd'hui grisée par cet instant fugace qui m'a semblé redistribuer des cartes qui ne nous avaient pas été données. Bouleversée ce jour où pour la première fois à l'aube de tes cinq ans tu as ri : un son pur, éclatant, renversant. Un vrai rire d'enfant. Libre et ouvert à la vie. Enfin. Il faut comprendre que jusqu'alors, tes rires étaient crispés, retenus, tendus. Ton corps trop contracté les empêchait de les laisser s'exprimer. Un diaphragme à la mobilité limitée qui ne laissait sortir que des petits couinements. Même les plus amusantes séances chatouilles dont tu étais si friand n'avaient pour résultats en place et lieu de vrais rires, des cris. Et malheureusement souvent des crises de RGO par suite d'une foudroyante destruction. Dire que tout ce temps on ignorait que tu pouvais produire ce son ! C'est un signe pour nous d'un progrès incontestable de ce qui se passe à l'intérieur de ton corps.
Après tant d'errance médicale, il nous est inconcevable de changer d'équipe chirurgien/gastro-pédiatre pour ton suivi malgré les 150 km qui nous séparent d'eux. Partant du principe

que tu es censé avoir un état de santé qui ne peut qu'aller en s'améliorant maintenant nous préférons avec papa continuer à faire les allers-retours de suivi Montpellier-Marseille plutôt que de tout recommencer ici sur place. Mais ça, c'était l'idée de départ. Celle auréolée d'optimisme. Et puis les premiers symptômes invalidants reviennent. En dépit d'un sentiment de certitude sur ce qui se passe, j'ai tenté de fermer les yeux très fort pour ne pas voir. J'ai voulu faire la sourde oreille à tes hoquets. J'ai voulu ignorer tes étouffements et tes mâchonnements, envoyer *ad patres* tes « pauses » le regard hagard. Je n'ai pas voulu mettre mes mots sur tes maux. Mais tu racles. Tu tousses. Tu dors cabré en arrière. Nous sommes à peu de choses près un an post op. Je me souviens de ces matins où tu te mettais à pleurer parce que tu avais mal à la gorge, que tu me disais sentir comme un goût d'œuf pourri dans la bouche et comme un marteau dans ton ventre. La douleur t'insécurise à un point où tu redoutes même d'aller à l'école, toi qui adores ça. Pas de surprise dans ces montagnes russes, toujours la même destination. Donc reprise des va-et-vient chez les médecins. Sur place, une équipe de choc. De médecins, ils deviennent alliés, puis amis. Ils nous connaissent, ils savent ce fléau qui nous gâche la vie. Ils sont présents, réactifs et tentent de prévenir l'équipe marseillaise de l'échec de l'opération. De la nécessité de ré-investiguer pour comprendre cette aggravation. A force d'insistance, ils auront obtenu de programmer une nouvelle fibroscopie. Mais elle revient non significative. Du moins nous dira-t-on qu'aux vues des résultats il n'est pas justifié que tu sois dépendant des anti-acides car visiblement le Nissen est en place. Pourtant à chaque tentative de diminution de traitement (impossible de tenter un arrêt !) il ne se passe pas une semaine avant que le RGO ne provoque une « crise ». Et de crise, c'est en fait un cataclysme ! La chirurgie aura eu cet effet - ne le nions pas - d'avoir amélioré ton état pulmonaire. Si avant les crises de reflux finissaient systématiquement en infections pulmonaires, après ce sont de spectaculaires laryngites nocturnes qui t'emportent. Elles sont foudroyantes de brutalité. Je garde en mémoire cette nuit - une des premières de ces nouvelles « crises » où nous ne maîtrisions pas encore le protocole adapté pour intervenir efficacement - où tu t'es brusquement réveillé, paniqué, étouffé par des quintes d'une toux déchirante. Il nous aura fallu l'intervention du SAMU et près de trois heures de respirations laborieuses, de patience et de courage pour arriver à te faire retrouver le souffle. Stoïque dans mon appel d'urgence, ils ont saisi la gravité de la situation et ont dépêché un véhicule immédiatement. L'échec des corticoïdes et des aérosols justifiant l'administration d'adrénaline rapidement pour empêcher ton larynx de se fermer sans négociation. Mon fragile, tu respires comme une cornemuse trouée, tes cordes vocales hésitent entre mue et aphonie mais après t'avoir répété un nombre incalculable de fois, les yeux dans les yeux « *tout va bien, respire avec moi* » tu dors, enfin, berçant ma désormais insomnie de tes râles gémissants. Cette nuit-là, comme trop d'autres encore après, nous avons lutté. Nous sommes blessés mais nous ne sommes pas soumis. La *Team FuckRGO* comme j'aime nous surnommer ne dit pas son dernier mot.

L'équipe marseillaise nous abandonne, c'est notre sentiment. Ils ne réagissent pas aux demandes des médecins qui expliquent clairement que cliniquement le constat est sans appel. Le reflux est bel et bien là. Il faut faire quelque chose.

Il se trouve que notre réseau de professionnels de confiance ici commence à se former. Car le RGO dans des cas de sévérité comme le tien a ceci d'additionnel qu'il entrave bien d'autres aspects de ta vie. Et de manière surprenante, l'une des conséquences concerne aussi le contrôle de la continence. Nous l'aurons appris de manière inattendue, par effet boule de neige. Désemparée devant des épisodes trop fréquents d'énurésie/encoprésie, je craignais que ce soit un moyen pour toi d'exprimer un mal-être. Le pédopsychiatre de renom qui nous reçoit saisit rapidement l'énigme. Il écarte la conclusion comportementale. Il te pense un petit garçon épanoui et sociable, dans un échange sain et serein avec nous. Par contre, il te devine une posture « monobloc » qui l'incite à nous diriger vers des kinésithérapeutes pédiatriques spécialisées en sensori-motricité et rééducation urologique. Elles nous expliqueront que la position en hyper-extension causée par le reflux - cette posture défensive involontaire qui t'incite à te cabrer en arrière depuis tout petit - a des conséquences sur le développement dans les domaines moteurs, tonique et postural : cette gestuelle qui devient réflexe sollicite préférentiellement l'arrière du corps et entraîne un manque de tonus abdominal profond. De fait, il t'est difficile de contrôler volontairement tes sphincters par manque de retour sensoriel efficace. Il en résulte un déséquilibre qui n'est pas nécessairement visible aux non-initiés mais qui est source de raideur corporelle globale et a des répercussions aussi sur la régulation émotionnelle. Tu vas devoir petit à petit réapprendre un corps qui t'est inconnu. Et faire découvrir à ce corps de nouvelles façons de se mouvoir pour acquérir avec le temps un équilibre corporel dans toutes ses dimensions.

En parallèle donc nous sommes reçus par un chirurgien qui connaît bien le RGO pour en opérer lui-même, depuis de nombreuses années, les enfants qui en souffrent. Notre parole est précieuse. Et son avis ne se fait pas attendre. Toutes les indications pour une reprise chirurgicale sont données dans notre récit de ces derniers mois. Il convient avec nous de nous donner quelques mois encore - sortir des mois d'hiver toujours plus rudes pour les enfants reflux - avant de prendre une décision.

Ce délai nous permet de trouver un nouveau gastro-pédiatre qui, à la première consultation, ne comprend pas l'absence de réaction de l'équipe marseillaise. Il reprend tout en main. Il semble très affecté de constater tes souffrances et d'un avis semblable à celui du chirurgien, considère que ton Nissen devrait te rendre une qualité de vie bien différente de celle qui est la tienne aujourd'hui. Les investigations que l'on connaît par cœur sont donc programmées : bilan sanguin, fibroscopie et ph-métrie.

Si l'urgence de te soulager de tes symptômes est évidente, elle est encore plus pressante en ce qui concerne ton avenir. Tu as sept ans maintenant. L'échec du Nissen avec le temps a laissé passer un insidieux reflux qui a causé des lésions sévères à ton œsophage. Il s'agit d'une lésion dite EBO (*endobrachyœsopohage*) ou *Œsophage de Barrett* qui est entretenue par l'acidité gastrique en contact trop fréquent et qui contribue à une modification des cellules agressées. Déformation professionnelle, je comprends des choses qu'il me faudra réexpliquer concrètement à papa qui entend le diagnostic du gastro-pédiatre sans en saisir véritablement le sens. Un diagnostic que je tairais à nos proches dans l'attente des analyses des biopsies prélevées. Les cellules agressées se réparent jusqu'au jour où elles ne peuvent plus. Ensuite, elles mutent. Ma pire crainte est désormais confirmée. Ce pour quoi je me bats depuis toutes ces années, bien sûr outre améliorer ta qualité de vie, est en train de se produire. Je suis anéantie. Sous le choc. Je ne peux pas croire le diagnostic tant redouté. Ne m'avait-on pas dit que cela n'arrivait pas pour des enfants au suivi régulier et au traitement approprié ? Ouais … Mais ça, c'était sans compter ceux au « reflux cogné » …

Il n'y aura ni la nécessité ni la possibilité de faire la ph-métrie : le gastro-pédiatre comme le chirurgien ne souhaitent pas te faire arrêter les anti-acides (indispensable à un examen significatif) au risque de te faire souffrir davantage. Post fibroscopie, le gastro scelle ces trois mots que je n'ai de cesse de répéter depuis plus de deux ans : cet enfant souffre.

Le couperet tombe : il faut à nouveau t'opérer.

NISSEN 2

Tout le monde est « à cran ». L'atmosphère est électrique. Il faut dire que le contexte est escarpé. Ajoutée à l'organisation que représente ta nouvelle hospitalisation, l'ambiance est lourde, soumise aux heurts de ton frère et de ta sœur qui eux aussi souffrent et ne doivent pas être oubliés. Les plannings se chargent de rendez-vous pour toi mais aussi pour eux. Paradoxalement, les contraintes de la vie quotidienne me permettent momentanément de ne pas focaliser sur le combat à venir. Je n'ai pas tellement le temps de me poser de question, je m'affaire à programmer et nous présenter aux soins, consultations et autres examens nécessaires à chacun en gardant dans un coin de ma tête que ta ré-intervention est pour bientôt. Je vous en donne les informations au premier moment de calme propice à la discussion pour préparer au mieux tout monde à l'effervescence imminente. Tous nos sens sont irrités, du tactile à l'auditif, chacun lutte avec soi-même dans une joute intérieure perdue d'avance. Un soir où chacun semble devenu dément, possédé de colère, et où le moindre détail réveille l'énervement environnant, je ne ressens plus qu'un besoin. Celui de mettre « pause » et de vous serrer dans mes bras. Tous. De vous demander pardon pour mon manque de patience et pour mes mots blessants parfois. En réponse à votre hyperexcitation, j'ai maladroitement répondu et je t'ai causé du chagrin. Instantanément. Un électrochoc. Je cesse tout ce que je suis en train de faire et je retiens mes sanglots. Vous avez trop besoin de moi. Mais comment vous faire comprendre ce que moi-même je n'arrive pas à accepter ? Cette inquiétude. Ce trouble. Je n'ai pas de réponse à vous apporter. Je ne connais pas l'avenir. Je sais ce qui va se passer mais je ne sais pas précisément comment cela va se dérouler. Pour aucun de nous. Alors je me replace humblement. Je nous réunis sur mon lit, ta sœur, ton frère, toi et moi et simplement je vous parle. Je vous partage mon sentiment sur l'agitation impossible présente. Je réponds de mon mieux à vos questions. Et je vous laisse un espace d'expression. Tu veux parler en premier. Tu me livres ta crainte d'avoir mal. Je ne suis pas surprise, tu as toujours eu plus de peine à gérer d'avoir peur que de gérer la douleur. Ton frère me confie lèvres tremblantes sa peur que tu lui manques. Ta sœur en profite pour conclure de son premier mot, sourire aux lèvres : A-DA. C'est toi. Je raconterai à papa pour que lui aussi puisse lâcher prise sur les accrocs et les oppositions qui, une fois compris, sont bien plus aisés à détourner. Et la maisonnée retrouve à peu près la cohérence qui lui manquait.

Les derniers jours sont chargés des derniers préparatifs. Tu es excité de faire les valises, de me rappeler les cadeaux que tu souhaites. Mon hypersensible qui ne sait contenir ses émois, tu sur-réagis tant dans des débordements de joie que dans de brusques colères. Beaucoup d'émotions qui t'assaillent sûrement, des questionnements que tu ne formules pas, un sentiment mêlé d'impatience et de tracas, d'agitation et d'appréhensions, d'interrogations non identifiées. Tu es préoccupé, soucieux, mais avide d'en découdre comme un combattant juste avant d'entrer dans l'arène.

L'avant-veille. Je suis passée te border, tu dors paisiblement. Demain à cette heure-ci je serai envahie de ce manque cruel de ta présence. Ce choix impossible qui ne m'est pas permis de faire, parce que tu n'es plus seul désormais dans la souffrance et que ton petit frère mais aussi (et surtout) ta toute jeune sœur ne peuvent pas manquer de moi. Mon cœur de maman déchiré, ma gorge nouée, mes larmes silencieuses quand tu m'as confié lors de notre étreinte de bonne nuit que j'allais te manquer et que tu « *vivais une merveilleuse aventure* » avec moi. Je t'aime mon fils d'un amour infini. Ton absence va me dévaster. L'épreuve me sera insupportable. Je te fais une promesse : je serai là à ton départ, je serai là à ton retour. Je serai là du matin au soir pour te veiller les jours d'après. Nous traverserons ce chaos ensemble à nouveau, avec notre amour pour force.

La veille. Nous arrivons dans le service d'hospitalisation en fin d'après-midi comme programmé. Nous n'avons aucune formalité administrative à effectuer : la secrétaire du chirurgien s'est occupée de tout. Nous sommes surpris de constater que tu es attendu précisément : ton nom et âge sont inscrits sur la porte de ce qui sera ton repaire les jours à venir. Un petit animal dessiné pour décorer l'entrée de ta chambre. Le secteur est entièrement rénové et l'ambiance se veut accueillante. Tu sembles intimidé mais satisfait, tu prends d'assaut ton lit avec un sourire gêné. Les soignants sont aimables et souriants. Ils sont avertis de l'histoire de ta maladie. Ils se présentent à toi, s'adressent à toi pour établir un contact qu'ils veulent détendu, décontracté. Ils se moquent avec tact de papa et moi qui rendons nos « devoirs » incomplets en récupérant les formulaires de consentement non remplis. Tu sembles impressionné mais tu n'es pas effrayé, tu penses d'ailleurs tout seul à préciser à quelle main doit être posé le bracelet d'identification pour la laisser libre de la pose de cathéter, tu veux pouvoir continuer à dessiner. Stupéfaits de te voir si aguerri aux usages hospitaliers, ils sont à l'écoute de tes indications. Le risque de transfusion pendant l'opération nécessite un dernier bilan sanguin. Pour s'excuser de ces hostilités dès notre arrivée, ils tempèrent l'information en t'expliquant qu'ici les actes pénibles sont effectués dans une salle nommée « *Caraïbes* » et t'invitent au voyage. La salle de soin est joliment décorée, ornée de lampes à bulles aux couleurs douces, et propose un décollage assisté d'un gaz hilarant que tu connais pour l'avoir déjà expérimenté. Je suis la copilote et m'assure de ton ascension dans les nuages du temps du prélèvement. Tu n'as rien senti, tu en es presque émerveillé. De retour dans ta chambre, tu montres fièrement à ton frère et à papa l'endroit de la piqûre indolore. Je pense que tu ne réalises pas vraiment. Tu sais la raison de ta présence mais tu n'as pas réellement de souvenir de ta précédente intervention. En un sens tant mieux, ta sérénité de demain est essentielle. Nous avec papa, nous n'avons rien oublié mais les conditions actuelles étant diamétralement opposées, nous arrivons à nous dérider un peu. Ton frère est extrêmement agité, il ne prend pas la mesure de ce qui se passe. Ou peut-être que si au contraire et que c'est ce qu'il exprime dans cette exubérance. Il est temps pour nous déjà de rentrer. La boule au ventre, je t'embrasse et te promets d'être là aux premières heures. Bonne nuit. A demain.

Je souffre déjà de ton absence, la maison semble si vide à peine la porte d'entrée ouverte. Mais je n'ai que peu de temps pour mes errances émotionnelles. Deux autres petits êtres comptent sur moi. Aussitôt rentrés que c'est la course contre la montre. Il faut se préparer au marathon qui nous attend. Mais le temps se fige aux porte-manteaux. En accrochant sa veste au sien, ton frère s'immobilise. Et s'éteint. D'une main douce, il caresse ta photo identifiant ta patère, incline lentement la tête qu'il rentre dans ses épaules, met la main sur sa poitrine, son visage se ferme, ses yeux se voilent, ses lèvres tremblent. Il s'assoit par terre, abattu. Lui qui se donne l'apparence d'un gros dur est en réalité un petit cœur chamallow tout mou, qui comprend que « pour de vrai » son grand frère ne jouera pas avec lui ce soir. Et ne dormira pas avec lui dans sa chambre comme chaque soir. Il ne comprend certainement pas pourquoi tu n'es pas là. Ni pour combien de temps. Les hôpitaux de ce qu'il en sait, on y va que la journée. Mon câlin n'y changera rien, il préfèrera manifester son chagrin en déversant sur moi un courroux sans précédent - lui qui pourtant possède un certain savoir-faire en la matière ! J'encaisse mal, ma peine à moi aussi voudrait sortir en furie. La dynamique familiale est à mal, le retour au calme tarde un peu. Il faut en finir avec cette interminable soirée. La nuit n'en est pas moins longue. Ton frère dort agité, ta sœur décharge sa journée et n'en finit pas de téter. Moi, je ne trouve pas le repos. Je pense à toi.

    Jour J. 6h38. Je me lève tôt. Un pressentiment. Je dois te rejoindre rapidement. Ton intervention est programmée pour 9h…mais on ne sait jamais. Je me souviens de cette première fois déjà où j'ai failli rater ton départ. Je me prépare avec empressement. Je finis de charger les sacs pour ton frère que je dépose chez notre amie voisine pour la journée et pour ta sœur qui va me suivre encore dans cette longue journée qui nous attend. Je veux que tout soit ok avant d'aller les réveiller : rechanges, repas, jouets, sac à langer, victuailles pour papa et moi pour tenir ce marathon de 48h sans sommeil à venir. Je n'oublie pas tes surprises du jour dans la boîte à surprises. Aujourd'hui, je me dis que tu n'auras pas l'énergie de jouer alors ce sera deux livres sur tes héros légendaires préférés … Je m'attarde quelques secondes, je me dis que c'est un peu qui tu es … Un héros légendaire, un valeureux guerrier. Papa m'envoie un message, on lui demande de te tenir prêt pour 8h30. Ah ! Tiens ! Déjà une demi-heure de moins au compteur. Je mets le petit déjeuner de ton frère dans son sac à dos, tant pis il ne le prendra pas avec moi. Allez hop ! Tout dans la voiture et je vais réveiller ton frère. Il ronchonne. Il dit qu'il n'avait pas fini de dormir. Je l'habille rapidement. Il tente de finir sa nuit sur le canapé le temps que je m'occupe de ta sœur que je lève à son tour. 7h22. Papa appelle, il me dit qu'ils vont venir te chercher. Je panique. Première à prôner la diplomatie dans les relations, je lui ordonne de gueuler, de leur dire que je suis là dans vingt minutes maximum, qu'on a demandé mille fois hier l'heure de ton départ pour que je puisse m'organiser ! Il semble lui aussi en colère et me dit qu'il n'a pas le choix. Le téléphone à l'oreille, j'ai essayé de gagner quelques minutes à attacher tout le monde en voiture, direction la voisine que je préviens aussitôt raccrochée la conversation avec papa. Happée par le froid, je réalise que je n'ai pas mis de manteau. On est en février. Il fait 4 degrés. Il me faut deux minutes à peine pour prendre le départ après m'être séparée à la hâte de ton frère, regard incrédule, un bisou-câlin rapide pour seul moment de partage affectif de la journée. Je me rattraperai ce soir, je n'ai pas le temps de m'attarder. 7h30. Papa rappelle. Il me dit que le brancardier t'emporte direction le bloc. Que c'est trop tard. Je me décompose. Ma voix se casse, je m'entends lui répondre que c'est impossible. On ne peut pas dire à une maman d'être présente à 9h et venir lui arracher son enfant à 7h30 ! Je fonds en larmes. Un torrent de larmes. Des sanglots qui attendaient sûrement depuis longtemps le droit de sortir. Dans une expiration forcée j'articule avec efforts à papa « *fais lui un bisou et dis-lui que je l'aime* ». Je roule (trop) vite, je rage contre les feux rouges, les lents, ceux qui ne mettent pas leurs clignotants. Je suis pressée. Tant que je ne suis pas arrivée devant une porte de bloc opératoire fermée, je ne renonce pas. 7h48. Je me gare, sors ta sœur de son siège pour la séquestrer dans le porte bébé fixé en un éclair à mon corps, j'appelle papa pour lui dire que je suis là. Et je cours. Je cours comme une cinglée, serrant ta sœur contre moi pour ne pas trop la bousculer. 7h50. Étage -1. Je suis dans le couloir des blocs opératoires. Que des portes fermées. Pas d'inscriptions. Des panneaux de sens interdit partout. Pas de sonnette. La salle d'attente des familles est vide. Personne nulle part. Je tourne sur moi-même. Un bruit. Je toque à cette porte avec l'intuition d'une maman déterminée. La porte s'ouvre et oui, tu es là. Assis dans le petit bolide que tu as choisi - une voiture de course rouge, comme un symbole de cette course sans fin que tu cours depuis toutes ces années - pour te conduire toi-même vers la partie du bloc où nous ne sommes pas autorisés à entrer. Je te vois, tu me souris et la pression sur mes épaules se dissipe instantanément. Je t'ai trouvé. Je suis tellement soulagée de ne pas avoir abandonné. Il me fallait être là. T'embrasser et te serrer dans mes bras. Te dire « *je t'aime* ». Te dire « *à tout à l'heure* ». Et tu pars. Encouragé. Concentré. Fort. Fier. Et les portes se referment.

Et l'attente commence. Le chirurgien et l'anesthésiste nous ont expliqué aux consultations préopératoires que la reprise chirurgicale est prévue plus longue et plus douloureuse. Parce qu'il faut intervenir sur une partie du corps déjà fragilisée. La durée opératoire théorique estimée est de trois heures. La présence inévitable de ta sœur nous aide à tuer le temps. Je lui donne sa tétée petit déjeuner, elle s'endort contre moi allongée et m'apporte un solide réconfort tant le manque de toi est puissant.

10h30. La salle de réveil nous appelle. Ton opération est terminée. Papa et moi pouvons venir à tes cotés. Nous avons le droit d'alterner notre présence près de toi. Timing parfait, ta sœur vient d'être allaitée. Je rentre en premier. J'y resterai. L'infirmier n'a pas besoin de me dire où tu es, je t'entends. Ce hurlement bestial, je le reconnais. Ce n'est pas son volume qui fait mal à mon cœur, c'est son intensité. Un animal piégé. Tu m'appelles « *mamaaaaan* » dans un gémissement primitif mi-rugissement mi-grognement. Je suis là mon amour. Je me blottis contre toi, t'enveloppe de mes bras et te chuchote « *regarde-moi, je suis là* ». Je sais qu'il est capital que tes yeux rencontrent les miens, pour que tu me suives dans mes instructions d'apaisement. On souffle, doucement, ensemble pour faire calmer tes pleurs. Tu as mal. Tu ne veux pas la sonde gastrique. Tu transpires l'agonie. Tu baves ton calvaire. Tu me dis que tu ne voulais pas être opéré. Bien sur mon ange, conscient que le reflux te gâche la vie, à cet instant précis tu sais aussi que la douleur qu'il t'occasionne n'a rien de comparable avec ce que tu ressens maintenant. Tu veux rester dans mes bras, je me contorsionne de mon mieux pour t'y accueillir le plus confortablement possible pour toi. Les infirmier(e)s tentent de m'installer à renfort de cales de fortune pour que je puisse rester près de toi. Ils essaient de te divertir, te proposent un dessin animé. Tu n'en veux pas. Tu me veux moi. Ils s'occupent de rajouter des médicaments. L'anesthésiste était prévenu de ton réveil épouvantable précédent et des jours atroces qui s'en étaient suivis. Il t'a posé une péridurale en plus des perfusions habituelles. Les antalgiques sont envoyés tous azimuts. Tu t'apaises. Tu t'assoupis. Entre deux, tu me cherches à yeux mi-ouverts, pleures de douleur. Ils finiront par avoir momentanément raison de ta douleur en ajoutant un fort opiacé au reste de l'arsenal déjà en place. Il aura aussi le mérite de te faire rejoindre Morphée un peu plus longtemps. De fait, nous remontons dans la chambre du service où nous attend papa. Nous échangeons nos places : il vient près de toi et je m'occupe de ta sœur qui m'attendait pour téter. Tu passeras l'après-midi à souffrir de cette sonde nasogastrique. Tu réclames ma présence tout près de toi, il faut que tu sentes mon contact. L'anesthésiste est rappelé pour prescrire un nouveau protocole à la péridurale dont le dosage continu ne suffit pas. Impossible de t'administrer des bolus[4] malgré la courte période réfractaire, le dosage actuel est dépassé, la seringue se bloque. Les infirmières et puéricultrices du services sont attentives. Réactives. Elles passent souvent vérifier ton état. Tu alternes éveil douloureux et sommeil d'apparence paisible. Tu n'as envie de rien. Je n'arrive pas à obtenir de sourire. Pour l'instant. J'ai tellement de mal à arriver à te dire que ce soir je ne vais pas

---

[4] Injection rapide supplémentaire d'une quantité définie de médicament pour obtenir un effet thérapeutique.

pouvoir rester à ton chevet. Je finis par trouver le courage de t'expliquer que je pense qu'il est préférable que tu aies papa près de toi toute la nuit, disponible entièrement, plutôt que maman, qui suivant le moment de ton besoin, ne pourra pas intervenir de suite si ta sœur requiert déjà ma présence. Tu sais qu'elle souffre de la même façon que toi, la nuit surtout et je ne peux pas rester si je ne te suis pas salutaire réellement. C'est dur. Je prends mon air souriant le plus convaincu. Je fais confiance à papa mais je suis inquiète et désemparée de ne pas pouvoir rester. Je te confie que papa sait tout faire comme maman et qu'il va très bien veiller sur toi. Tu écoutes, lèvres tremblantes, yeux humides. Et tu réponds : « *comment je fais si j'ai juste besoin de toi, et pas de papa ?* ». Violent coup de fouet que je ne laisse pas extérieurement m'atteindre mais je suis transpercée corps et âme. Je te rassure disant que si tu as besoin, tu demandes à papa de m'appeler au téléphone. Peu importe l'heure, je garderais le mien auprès de moi.

Résolue mais mutilée de la journée, je t'embrasse, te souhaite une bonne nuit, te promets de te rejoindre dans les rêves comme à notre accoutumée et je pars avec ta sœur. Sans me retourner, mon cœur est trop lourd. J'ai ton frère à récupérer, une soirée à assurer et demain à préparer.

    Jour 1. Je passe la nuit à envoyer quelques messages à papa qui restent sans réponses. Je prends sur moi, je n'en envoie que trois. Le dernier se résume à des seuls points d'interrogations. Je m'inquiète pour toi. Je ne comprends pas. Je me raisonne en me disant que vraiment si ça n'allait pas, papa m'aurait appelé. Mais quand papa dort, il dort profondément. Et je n'arrive pas à m'enlever ce souvenir de toi, de ta première nuit post-opératoire cauchemardesque. J'ai prévenu papa d'être attentif, qu'à cause de la sonde tu pleurerais sans voix, qu'il ne faut pas qu'il dorme au risque de te laisser dans ton désarroi. Je suis hantée par une vision de toi en détresse, et papa qui ne t'entend pas. Je sais que c'est une création de mon esprit mais elle m'obsède. Au petit matin, j'insiste d'un dernier message disant que cette absence de réponse est un peu longue !!! Et à mon agréable surprise papa me renvoie que vous dormiez. Les antalgiques t'ont soulagé et après m'avoir passé le petit appel de bonne nuit, tu t'es endormi. Papa aussi. Ainsi commence le premier arrêt de l'ascenseur émotionnel qui va rythmer notre journée. Confiante, je m'attèle donc sans hâte mais avec empressement tout de même. J'ai fait venir papi et mamie pour s'occuper de ton frère. Je sais qu'il va passer une bonne journée. Je dois m'arrêter sur le chemin acheter LE cadeau que tu voulais « *tellement si fort* » et on te rejoint, en ce matin ensoleillé, ta sœur et moi. A notre arrivée, tu sembles heureux de nous voir, d'autant que je joue le rôle du Père Noël sortant de mon sac cadeaux et jolis courriers que t'ont envoyé des précieux copains en soutien. Tu n'exprimes pas encore la joie mais je te vois moins crispé qu'hier. Ce sera de courte durée. Le passage du lit au fauteuil t'a fatigué, c'était prématuré. Une mauvaise idée ce transfert, même si tu as été porté. Les douleurs reviennent, la lassitude avec. Plusieurs fois depuis le début de la matinée l'équipe soignante te demande comment tu te sens. Tu leur dis que tu as mal à la gorge, cette partie de ton corps irritée par sept années de reflux, qui vient d'être intubée/extubée, par laquelle on a passé une sonde de fibroscopie en fin d'opération et qui est gênée par cette sonde que tu hais. A quoi ils répondent inlassablement que malheureusement pour ta gorge il faut attendre, ça va passer. Tu dois rester à jeun pendant cinq jours, ils ne peuvent rien te donner localement pour apaiser. Désormais tes réponses se résument à un haussement d'épaules ou un regard noir de haine envers celui ou celle qui osera te demander comment tu te sens. Puisque quand tu dis ce que tu ressens, tu n'es pas entendu alors tu ne parles plus. Tu es déjà refermé. Mutique. Tu ne veux pas que je te lise une histoire. Tu ne veux pas jouer. Tu ne veux pas regarder la télé. Je propose de te prendre dans mes bras, de m'allonger près de toi dans ton lit et de dormir un peu. Trois minutes après te voilà chez Morphée. Tu fais une belle pause de presque deux heures mais le réveil est dur. Tu gémis, tu n'arrives pas à trouver de confort. On joue un peu. Tu te livres un peu. Pas de sourire, à peine un léger enthousiasme à m'expliquer qui sont ces personnages alambiqués que tu affectionnes tant. Tu me demandes inquiet si je vais partir. Et à quel moment. Je sens bien que mon départ imminent va t'être grave. Tu ne me réponds presque pas. Tu pleures. Tu as besoin de moi. Je me meurs de devoir partir. On se promet de se rappeler pour se dire dans quel pays des rêves se retrouver. Mais ce soir ton tourment t'emporte. Tu me téléphones en pleurs, des bribes de voix éraillée, des sanglots qui dénoncent le manque de moi. Une plaie à vif qui s'ouvre dans mon cœur déjà estropié. Je ne vais pas te mentir. Pour moi aussi c'est dur. Je suis toujours partagée entre deux attitudes : devoir faire la maman enjouée pour t'aider à chasser les tristes émotions ou sans exagérer te livrer mes émois sans filtres. J'opte pour la vérité. Toi aussi tu me manques mais je t'encourage. Te dis combien je suis fière de toi, de ton courage. Que l'air de rien tu as fait déjà presque la moitié du plus pénible. Que le plus dur est passé. Je te réconforte de mon mieux, tu arrives à te calmer. Papa me confirme ton endormissement dans la foulée. Tes émotions challengent tes douleurs dans l'origine de ton épuisement. Je compte les heures jusqu'à demain. Bonne nuit.

Jour 2. Retour dans l'ascenseur émotionnel. J'ouvre la porte sur une bonne nouvelle. Papa m'apprends à mon arrivée que tu es réveillé depuis plusieurs heures déjà : tes systèmes urinaire et digestif ont repris leurs fonctions. Il a vainement tenté de t'amuser parce qu'il a réagi trop tard à t'apporter ce qu'il fallait pour soulager ta vessie et tu as fait un peu pipi sur lui. Voilà pas de jaloux, hier c'était moi qui n'ai pas géré la direction du *tuyau*. Pas de jaloux pour ta réaction non plus : au mieux des lèvres pincées et un regard noir pour chacun d'entre nous. Je procède à ma distribution de courriers et de cadeaux matinale, et te soupçonne de retenir une pointe d'entrain. Je patiente, ma mission du jour est de te chercher, là tout au fond de toi, et de te faire revenir. Aujourd'hui tu n'es plus assommé de calmants. Tu es pleinement conscient de tout. L'ascenseur descend direction l'étage des confidences déchirantes. Ton moral est en berne. Au premier câlin, tu t'effondres. Tu en as ras-le-bol. Tu réclames la présence de ton frère. Tu en as marre qu'on te demande comment ça va. Marre de cette sonde qui te contrarie. Marre de ne pas être libre de tes mouvements. Marre d'être coincé dans ce lit. Et surtout tu as faim. Et soif. Tu ne comprends pas tout à fait que la perfusion d'hydratation contient des éléments essentiels à t'alimenter. Et ton ventre gargouille ! Tu as besoin de laisser sortir ce gros chagrin, j'écoute silencieuse. Mes mots ne franchissent pas ton exaspération. J'attends que tu te libères, tu lâches prise et c'est tant mieux. Ton fardeau sera plus léger après. A bout, tu t'endors au creux de mes bras. Le repos t'est profitable. A ton réveil, je te propose de jouer et tu acceptes. Cette fois je verrouille les portes de l'ascenseur, je ne lâche pas l'opportunité, c'est maintenant que je dois t'attraper ! Et ça marche. Non seulement ta langue se délie et tu as envie de m'expliquer ton jeu mais ton regard s'ouvre, ton visage se lisse et à ma première ânerie, tu te moques…et tu souris ! Te voilà mon fils, mon heureux arc-en-ciel pour qui le mot préféré est le mot « *joyeux* », mon bébé bonheur… Bon retour parmi nous. Tu n'offres pas ton véritable toi aux soignants pour le moment, tu réserves ton éclosion à l'intimité entre papa, ta sœur et moi. L'après-midi est bien plus décontracté. Tu dis oui. Oui aux jeux, aux lectures, aux échanges. Espiègle même, tu fais des farces. Nous rions, aux éclats, aux larmes. Des fous rires francs, libres, contagieux. Tu te réaffirmes. Spontanément : « *maman, tu sais, ce matin j'étais pas dans mon assiette* », je te demande « *et maintenant* » ? Maintenant, tu dis avec humour que tu es *dans ton assiette*. Je me réjouis que tu confirmes mes observations. Mission accomplie.

Comme pour coïncider à l'humeur ambiante, la péridurale est enlevée, le moniteur de contrôle cardio-respiratoire associé aussi. Tu retrouves un petit peu de confort dans l'inconfort. Pour un moment. La fin de la journée obscurcit tes pensées comme elle en diminue la clarté. De nouvelles douleurs apparaissent, tu te plains de tes cicatrices, ton ventre a été un peu trop sollicité - et ton organisme se sèvre de la dose forte d'antalgique depuis quelques heures. Ton corps se tasse, ton minois se renfrogne. Tu traduis l'angoisse liée à mon départ. Un désarroi aussi sombre que béats ont été nos heureux partages de l'après-midi. Je sais que je ne peux rien dire qui désamorcera ton sentiment. Je constate. J'attends que tu laisses sortir l'émotion. Encore dans la retenue au moment où je ferme la porte derrière moi, tu m'appelles au moment du coucher. Ta mélancolie est finalement trop oppressante, tu as besoin de me crier ton manque de moi. Ton frère prend le téléphone pour te dire avec ses mots à lui qu'il se languit de toi aussi, mais que « *c'est pas grave parce que tu vas revenir bientôt* », la discussion oscille un moment entre accalmies et rechutes pour finalement me laisser la crainte amère que chaque soir soit plus difficile que le précédent, les séparations accumulées ajoutant une dimension déplaisante supplémentaire à ton enfermement. Ta sœur me suit partout comme mon ombre, tu me sais rentrer chaque soir auprès de ton frère. J'ai peur que tu leurs en veuilles de m'avoir à ta place. Une jalousie frère/sœur qui serait presque justifiée. En même temps que je redoute l'événement, je promets de venir accompagnée de ton frère demain matin. La délicatesse n'est pas son atout majeur, son effervescence créative oui. Au mieux son énergie passionnée te divertira, au pire elle te vannera.

Jour 3. Chose promise, chose due : la porte de ta chambre ce matin te dévoile un petit frère impressionné mais impatient de te gâter de ses milliards d'histoires à rattraper. Empressé, il saute sur ton lit, avide de découvrir tous tes cadeaux. De ses gestes un peu brusques, il tente de poser ses doigts sur ta sonde, sur ta perfusion, sur les machines qui t'entourent de leurs lumières et leurs sons alléchants. Pour lui, ta chambre est une salle de jeux à découvrir. Contents de vous retrouver, en dignes frères ennemis vous reprenez vite votre rivalité fraternelle. Tu es fatigué, tu as passé une mauvaise nuit. Ton frère t'irrite. Il envahit ton espace, il parle (trop) fort, il est (trop) plein d'une énergie qui te fait défaut. Il veut tout parce qu'il te veut toi. Tu ne vois pas les choses comme ça. Pour changer l'ambiance, puisque tu as le droit de passer au fauteuil roulant, on propose d'aller prendre l'air dehors. Tu acceptes, renfrogné. Ton frère veut aider, il trébuche dans le pied à perfusion. Il est d'une bonne volonté touchante par sa maladresse. Sous les arbres, le petit bol de nature ne t'aide pas. Papa et moi voyons bien que tu te fermes un peu plus. Parce que tu vois ton frère courir et toi tu ne peux pas. Il part à la conquête de fleurs pour toi, il cueille toutes celles qu'il te trouve. Tu les rassembles sur tes genoux. Vous en faites un jeu. Votre belle complicité pour un instant révélée. Mais tu geins. Ta seringue électrique sonne. Tu veux remonter. On comprend que les retrouvailles étaient un peu prématurées. Ton frère attendra ton retour à la maison. Le reste de la journée, nos efforts de distraction restent vains. Tu as faim. Ton mutisme revient. Ainsi que ton envie de rien. Jusqu'à la visite de fin d'après-midi des infirmières. D'un ton presque implorant, je demande si on a des nouvelles des consignes de retrait de la sonde dont m'a parlé le chirurgien la veille. Sourires aux lèvres, elles te regardent malicieuses en te demandant ce que tu en penses. Dans un haussement d'épaules, tu daignes accorder un « *mmmm* » résigné sans plus y croire vraiment. Et pourtant. Elles te confirment que c'est pour maintenant. Tétanisé par le retrait de cet énorme sparadrap extra-collant qui t'engloutit la joue, tu commences à pleurer avant le début de la manœuvre. Le produit utilisé pour décoller, loin de simplifier l'opération, t'asphyxie de son effluve d'éther et ajoute une sensation de brûlure sur ton visage tendu d'effroi. L'infirmière fait au plus vite, te voilà libéré. Tu as besoin de longues minutes éplorées pour exprimer ta douleur, ta peine, ton stress accumulé, ton soulagement. Changement de routine. Je te propose un nouveau programme. Je peux te donner une douche. Je te parle de jet d'eau chaude sur ton corps endolori, de salle de bain amusante avec une chaise exprès pour y poser tes fesses qui vont vouloir en glisser, de chaussettes de maman qui vont inéluctablement finir trempées. Intrigué, ça te fait rire. Tu demandes à voir. La toilette te fait du bien, tu restes hésitant dans tes mouvements, le pied à perfusion t'encombre un peu. De vêtements, tu revêts ton déguisement de docteur, accroches ta mallette à instruments à ton pied à perfusion et nous sortons amusés présenter le nouveau médecin aux soignants du service. Adorables, tout le monde joue le jeu et demande à être soigné par toi, les éclats de rire résonnent pour toi et pour papa et moi. Petits bonheurs. La balade est poussée jusqu'à dehors. Pas longtemps. Tout cet entrain t'a fatigué. Ton corps a oublié. C'est l'heure pour moi de rentrer. Et c'est le coup de massue pour toi. C'est ta corde sensible, elle ne tient qu'à un fil. Je te demande ce que papa ne peut pas faire que je ferais moi. Dans un souffle ému, tu me dis « *papa, c'est pas toi* ». C'est ma kryptonite. Pour la première fois j'ai du mal à contenir mon émotion, mes yeux s'embuent et je n'ai rien à te répondre. Je te prends dans mes bras et te serre contre moi. Tu remontes en direction de ta chambre, je pars vers le parking. Nos chemins se séparent un peu plus rapidement que les soirs précédents. Tu m'appelles un peu plus tard pour me raconter la suite de cet épisode en deux parties qu'on avait commencé. Je plaisante sur les dessins animés que papa juge opportun de te faire regarder. Tu me snobes d'un « *m'aaaaan* » taquin. Ton enthousiasme est tellement agréable. Ce soir, nous nous disons bonne nuit le cœur plus léger.

Jour 4. Le message de papa au saut du lit donne le ton d'une journée qui s'annonce bienheureuse. Si tu n'avais pas ta perfusion, il me dit que tu serais parti en courant. En effet, à mon arrivée, tu sautes du lit pour te jeter dans mes bras. Tu maîtrises maintenant tes déplacements sans trop entortiller tes perfusions. Tu as hâte. Tu ouvres tes petites surprises quotidiennes, découvres avec joie une jolie carte postale envoyée d'un ami lointain que tu pensais oublié. La matinée passe relativement vite. Aujourd'hui, on permet les visites. La venue de papi et mamie te réjouit. Tu leurs montres avec enthousiasme tes multiples récompenses pour ton courage et ta patience, partages avec eux tes trésors et tes jeux. Ils sont rassurés de retrouver leur petit fils plein de vie, ils se languissais de toi, soucieux de te savoir triste et douloureux les jours précédents, tes baisses de moral les affectaient eux aussi. Leur départ à la mi-journée te peine, tu aurais voulu profiter plus. Ta solitude te pèse. Tu peux te lever et bouger mais dans cet espace limité et réduit, tu es à l'étroit et tu tournes en rond. Notre présence ne te suffit plus, tes jeux te lassent. Tu veux partir, tu veux manger. Tout t'est finalement encore en quelque sorte interdit, quelle injustice ! Tu as mal à la perfusion, tu as mal dans ton dos où se trouvait la péridurale. D'ailleurs le point de ponction est gonflé. Tu en as marre d'entendre que « *ça va passer* ». Une petite lueur d'espoir passe par la porte. Le chirurgien de garde ce week-end te donne son accord pour boire de l'eau. Ton visage s'illumine. Oui mais. Il y a toujours un mais. Seulement l'équivalent d'un verre d'eau pour la journée. Quelle frustration ! Une gorgée n'est pas assez… Je te fractionne pour te montrer que tu dois en garder pour le reste de la journée. Les consignes ne viennent pas de moi, j'endosse ma cape de *méchante maman* qui dit *non*, encore, c'est pour ton bien. J'assume ta colère. Je t'ai pris un verre gradué pour que tu mesures par toi-même la quantité à laquelle tu as droit et le temps dont tu disposes pour l'avaler. Ça te fait du bien, ça te fait « froid dans la gorge » mais pas mal au ventre. C'est un très bon signe pour nous. Toi, tu rages. Si tu regardes des dessins animés, tu focalises sur les publicités pour les choses à manger, d'ailleurs même dans les épisodes les héros ont toujours à un moment ou un autre quelque chose pour se sustenter ! En pleurs, tu percutes à chaque référence alimentaire… L'après-midi est fastidieux. Ta sœur s'énerve, elle réclame beaucoup notre attention, elle aussi est blasée de cette (quasi) semaine passée entre les quatre murs de cette chambre d'hôpital. Tout le monde commence à perdre patience. Tu te sens délaissé malgré notre présence. Nos blagues ne t'amusent pas, tu t'emportes beaucoup pour ce qui nous semble à nous des détails. On ne te répond pas assez vite, on ne te contente pas assez bien ! De colère, tu lâches en fait tout ce mélange d'émotions que tu vis et contiens depuis… Toujours en fait. Toujours agréable, compliant, résiliant… Tu as le droit d'être en colère. Tu as le droit de le dire. A fleur de peau, ta colère finit très vite les larmes aux yeux. C'est trop dur d'identifier ce que tu ressens, tout se mélange pour toi. Pour nous adultes, il est déjà difficile de tempérer nos réactions dans ce dédale d'émotions et de fatigue. Même la visite en fin de journée de tes tontons ne te rendra le sourire qu'un court moment. Ce soir, l'appel de bonne nuit est court, moins attristé mais tellement lourd. Chacun s'endort en pensant à l'autre. Ton papa s'assoupi à peine quelques heures. Ton frère pleure dans son sommeil déplorant ton éloignement. Sa chambrée est incomplète, son petit cœur privé de la présence rassurante de son ainé. Je n'ai l'envie de rien, j'endors ta sœur et reste prostrée à ses côtés. Je pense à toi. Tu me manques mon bien aimé.

Jour 5. La dernière ligne droite est toujours celle qui semble la plus longue. Le temps paraît s'écouler autrement, plus lentement. J'ouvre la porte de ta chambre sur un petit garçon amaigri, les lèvres souriantes mais les yeux obscurcis. Tu as faim. Tu as mal à ta perfusion. Tu as mal au point de ponction de ta péridurale. Un simple effleurement de ma part au moment de la toilette pour te soulever le bras ou te rincer le dos et c'est la crise de larmes. Plus que de la douleur purement physique, je pense que ton corps exprime tout ton découragement. Comme la providence, ton chirurgien fait son apparition. Et pour une excellente raison. Après s'être assuré que ta convalescence évolue bien, il te donne le feu vert tant espéré : aujourd'hui, en plus de boire un peu, tu vas pouvoir manger ! Oui… MAIS ! Ah ! Toujours ces fichues limitations… Et de bonne nouvelle, l'information se transforme en torture psychologique : tu es rationné à un quart de portion. En pratique, ça signifie que ton petit déjeuner se résume au quart d'un pot de compote. Trente petits millilitres d'un pot que tu aurais gobé d'un trait les yeux fermés. Tu as tellement faim ! Pour te redonner le moral, je demande si à la place de la compote je peux te donner le yaourt lait de coco/banane que je t'avais prévu au cas où. C'est ok. Direction la salle des parents, où tu découvres enfin que cette salle nous servait à papa et moi pour nous restaurer. Tu t'attables, et ouvres avec hâte le dessert si envié. Tu n'arrives pas à prendre ton temps, quelques cuillères englouties et je dois déjà te dire « *stop* ». C'est incompréhensible pour toi ! Tu te recroquevilles sur toi-même et t'auto-fustiges : tu as mangé trop vite… Quelle scène terrible pour une maman de devoir ôter la nourriture de la bouche de son enfant ! Je fais diversion avec la salle de jeux attenante, mais tu comptes déjà les heures jusqu'à la prochaine ration. De retour en chambre, tu n'as que peu d'entrain. Tu focalises à nouveau sur tes douleurs. Ta perfusion te fait toujours mal. Ton dos aussi. Le chirurgien de garde passe s'assurer que ta reprise alimentaire débute bien et donne son aval pour le reste des repas de la journée. A ton grand regret, la consigne reste inchangée : un quart de ration donc. A la pesée, tu as perdu presque un kilo et demi. Il va falloir te remplumer parce que tu n'as déjà pas tellement de réserves…mais avec de si maigres quantités, ça paraît mal engagé ! Ton plateau déjeuner arrive. Tu es affamé. Avoir donné goût à ton organisme à redécouvrir ces saveurs que tu affectionnes particulièrement n'a eu pour effet que de décupler ton appétit ! Un bien triste plateau t'est servi : en tout et pour tout, une demi assiette enfant de purée mixée et une compote qui devra être partagée en quatre ! Résigné, tu t'attaques avec ferveur à la purée dont le goût salé te mets en extase. Je te regarde mi-attristée mi-attendrie lécher tes petits doigts avec lesquels tu nettoies l'assiette de son contenu jusqu'à la dernière trace. Tu tentes plusieurs méthodes : une cuillère et tu comptes jusqu'à soixante, ou des micro-cuillères frénétiques, ou des cuillères remplies que tu lèches façon cornet de glace… Enfin, le quart de dessert avalé, tu réalises que ton ventre a oublié ce que c'était de manger. Il est tendu et t'indispose. Tu n'es pas douloureux réellement mais tu n'es pas confortable. Tu comprends un peu mieux ce que j'ai tenté de t'expliquer avant même ta première bouchée. Je ne joue pas la rabat-joie juste pour le plaisir. Tu voudrais bien bouger, explorer ton sac à jouets et les disposer à ta guise dans cette chambre que tu as aménagée comme tienne, quelques photos de famille au mur pour donner vie à cet enfermement oppressant. Mais tu es encombré de ce pied à perfusion dont les tubulures s'entortillent entre elles au moindre de tes déplacements. Ça t'agace. Et comme pour répondre à ton exaspération, les soignantes répondent à ta supplique. En cette fin d'après-midi, elles viennent te libérer de tes attaches. Enfin ! Tout de suite, tu exprimes l'envie de sortir prendre l'air, délivré de tes dernières entraves. Mais, bien sûr, tes réflexes d'enfant t'incitent à te remuer, grimper, courir... Et derrière, la voix de tes parents surgissant aussitôt pour brandir les interdictions, les précautions, les frustrations... Attention ! Le « *non* » de trop. Tu veux remonter, et je dois partir. L'ambiance est électrique. Heureusement, les clowns sont de visite dans le service aujourd'hui, ils arrivent bientôt vers ta chambre. Je profite de cette amusante perspective pour m'éclipser sans provoquer trop de manque, tu promets de m'appeler pour me raconter ce soir avant de nous coucher. La soirée finit ainsi, avec tes éclats de voix enthousiastes me racontant comment tu as fait d'incroyables tours de magie et eu des petits cadeaux de ces étranges visiteurs qui ont mis l'espace d'un instant toutes ces jolies couleurs dans ton cœur.

Jour 6. Mon arrivée ce matin est je l'espère la dernière. Une semaine que nous sommes là et l'impatience de cesser ces allées et venues, de nous retrouver réunis à la maison, de rentrer dans nos repères familiers est grande. Aujourd'hui, l'humeur est à l'humour. Tu as dressé une liste de tous les plats qui te combleront tes papilles le jour où tu auras le droit de remanger des vrais plats ! « *Uber Eats Maman* », passe donc commande mon fils, je me montrerai digne d'un chef étoilé. J'imagine d'ailleurs la créativité dont je vais devoir faire preuve pour t'alimenter de repas mixés pendant le mois à venir, sans te lasser de leurs goûts à défaut de leur texture imposée. Tu nous fais rire, on plaisante avec papa sur ta langue qui fourche et tu nous railles en retour sûr de ta blague, de tes jeux de mots. Le « *mentifrice* », on s'en souviendra avec malice. Toute la journée est dédiée à l'attente. Ton alimentation est approuvée à ration complète, mixée certes mais donc bien plus conséquente que tes repas de la veille. Le départ est annoncé ! Il manque la validation du chirurgien, et les formalités administratives de sortie. Les heures passent tellement lentement ! Heureux hasard, c'est carnaval à la ludothèque de l'hôpital. De thème approprié, les animatrices proposent fort justement des créations en feutrine de manchettes super héros. A côté, l'atelier maquillage où tu te fais fièrement tatouer un « *S* » de *Super Adam*. Et tu crées. Pour toute la famille, : baguette magique, déguisement... Tu confectionnes à chacun son accessoire fantastique, personnalisé en forme et couleur, orné de cœurs d'amour et sourires. Je te retrouve bien là, attentionné et enjoué, enthousiaste et volontaire, appliqué. Un œil sur le téléphone, le service nous prévient si les médecins passent. Comme l'heure avance sans aucune nouvelle de leur part, nous remontons finalement faire les cents pas dans ta chambre. Alors que tu distribues tes dessins de remerciements à l'équipe, notre radar repère à l'approche un chirurgien que nous avons vu durant ces derniers jours. Quelques mots de plaisanterie échangés sur notre stagnation interminable, il accepte volontiers de s'occuper de notre décharge. D'une rare humilité, un homme très professionnel qui sait que les parents sont des personnes qui ont aussi besoin d'humanité. Il n'a même pas sourcillé lorsque de mon plus beau sourire je l'ai interpelé, taquine, sur son passage l'appelant de son prénom ignorant son nom et son statut. Il est en réalité le chef du service de chirurgie viscérale pédiatrique. De son propre aveu, ce n'est pas lui qui est censé le faire mais il en a toute autorité et il nous connait. Soupirs de soulagement. Nous rentrons à la maison.

Nous ne connaîtrons le résultat de ta réintervention que dans les mois, les années à venir. Il va nous falloir surveiller l'évolution cellulaire de cette zone de ton œsophage agressée. A ce jour, ton RGO aura provoqué un EBO non dysplasique fort heureusement. Tu devras subir de nombreux contrôles fibroscopiques. A terme, il est possible que tu n'aies plus besoin de traitement. Tout comme il est aussi possible que tu en aies besoin à vie. Si l'opération est cette fois un succès, la lésion devrait cicatriser. Mais il existe un risque aussi qu'elle se mette elle-même à dégénérer et soit agressive par elle-même. Personne ne peut affirmer l'un ou l'autre avec certitude. La vigilance est donc toujours d'actualité. Le premier mois post opératoire est déjà lourd de préoccupations. Un mois d'alimentation mixée qui ne te fait toujours pas rêver. Un mois déscolarisé pour éviter les activités physiques et sportives quotidiennement dispensées, les risques de coups et de chute possibles dans vos moments de « récré ». Un mois à te demander de ne pas sauter, de ne pas courir, de ne pas trop t'agiter pour laisser à ton corps le temps de se consolider. Puis les mois qui suivent, à réintroduire progressivement les aliments qui te faisaient mal. Des mois pour apprendre à décrocher de nos réflexes fébriles à guetter des possibles symptômes. Des mois pour apprendre à croire en ce qui ne nous appartient pas, ton avenir. Des mois pour te laisser aller dans la vie avec la liberté qui t'es due, je l'espère tellement, enfin.

PAPA, TON FRERE ET TA SOEUR

La maternité et la paternité. Voilà deux concepts plutôt abstraits censés évoquer le processus qui permet à la maman et au papa de se sentir responsable de leur « petit-bout d'eux ». Mais les sentiments n'ont pas de mode d'emploi. Et dans la difficulté, tout est entrave. Ce que j'entends, c'est que Papa ne s'exprime pas de la même façon que moi. Ce que je vois, c'est que Papa n'agit pas de la même façon que moi. Ce que je crois, c'est que Papa ne comprend pas. Qu'il ne sait pas à quel point j'ai mal de tes souffrances, à quel point je suis épuisée de tes luttes. Qu'il ne peut pas saisir ce qu'est ce raz-de-marée d'amour impuissant à nous cicatriser. Je n'éprouve pas ce que Papa ressent.

Alors Papa, il est l'oublié. Il est le laissé de côté. Il est le repoussé. Encouragé à s'immiscer dans notre quotidien, il est pourtant condamné à s'en faire sans cesse exclure. Jugé arbitrairement incompétent, Papa est isolé de nous. Souvent. Pourtant, Papa n'est coupable que de son pudique amour. Ses gestes maladroits trahissent son trop grand amour pour toi. Ses hésitations ne dévoilent que sa virulente crainte de rajouter des heurts à ceux qui te bouleversent déjà. Dans un tendre tâtonnement, il est l'expression de l'émotion dans la retenue.

Papa est effacé mais il est présent. Papa est discret mais il est consolidant. Papa a une sensibilité en retrait.

Nos savoirs sont différents, nos agissements sont discordants mais nous sommes unis autour de notre amour pour toi. Dans l'adversité, une relation qui s'étire à la manière d'un fil élastique, qui s'emmêle parfois mais sans jamais céder. Avec le temps, beaucoup de désaccords éducatifs. Tes souffrances quotidiennes ont à maintes reprises semé le trouble dans notre interprétation de telle ou telle situation. A la tendance de Papa à croire aux si redoutés « caprices », j'ai toujours répondu par ma croyance en ta sincérité. Tout petit, tu ne supportes pas que l'on s'éloigne de toi. Avant d'avoir acquis la capacité à te déplacer de manière autonome, impossible pour toi d'accepter les seules positions physiologiques recommandées. Adepte de ce qui est appelé la motricité libre, la réalité avec toi est autre. Autant que possible, tu veux être dans les bras. Déjà parce que notre contact te rassure. Mais aussi parce que d'instinct nous te tenons dans une posture plus confortable pour toi : regroupé, tu te cabres moins en arrière. Le plat ventre t'est atrocement douloureux, tu luttes, les bras relevant ton buste avec tension. Le plat dos t'est encore plus intolérable, raidi de la tête aux pieds, tu agites bras et jambes, te contorsionnes pour empêcher tes propres sécrétions de t'étouffer. Une tonicité hors normes. Et tu cries. Des cris stridents qui mutilent les oreilles. Combien de fois lui ai-je lancé un « *le pauvre, il a mal* » en te prenant dans mes bras, rageant de son « insensibilité apparente » devant l'un de tes réveils trop précoce, l'un de tes cris, ton impossibilité à tenir en place ?! D'insensibilité c'est en fait un épuisement nerveux. Papa n'a pas la même endurance que moi. Je reste persuadée que malgré tout l'amour paternel existant, un père et une mère n'ont pas la même abnégation. La *matrescence* est aujourd'hui un concept reconnu : nous, mères, naissons en même temps que nous vous donnons la vie. Il nous est plus aisé de faire la part des choses, de nous mettre en retrait, parce que nous connaissons un changement profond d'identité. Je ne peux pas me résoudre à t'occasionner du chagrin sous le faux prétexte d'une quelconque gouvernance parentale. Tu en as bien assez enduré. Papa, lui craint que tu finisses par en jouer. Il te jalouse un peu aussi. A juste titre, je n'ai d'yeux que pour toi. Je suis tienne mais tu ne me dupes pas contrairement à ce que sembles imaginer Papa. Je suis acquise à ta cause mais pas au détriment des repères que je me dois de te signifier. Dans la bienveillance, à chaque jour de nouvelles adaptations. Une sempiternelle remise en question. Et à ce jour, tu m'as prouvé que je n'ai rien à regretter de ma foi en toi. Tu fais montre chaque jour de ton petit caractère, déjà bien affirmé, toujours enrobé par une aura de malice enjôleuse. Fin gourmet de la vie, je suis fière de l'éclat de bonheur que tu es. Je suis fière de la manière que tu as de me regarder de tes yeux tendrement intenses, à vouloir tout saisir dans l'instant. Impressionnée de ta façon de t'approprier avec boulimie la vie, de te poser mille et une questions, de tout décortiquer à la miette près. Admirative de te voir trop occupé à rire que tu en oublies de respirer, de te voir sourire avec ton corps en entier ... J'apprends de toi chaque jour, je veux imprimer dans mon cœur chaque précieuse seconde, de peur d'oublier un jour ce que c'est d'être vrai, authentique, unique. Tu es mon tourbillon d'amour ressenti à l'infini.

Loin de nous avoir brouillé avec la parentalité d'ailleurs, de ces difficultés nous ne retenons que le meilleur. Notre histoire est aussi et surtout amour et espérance. Nous avons eu l'envie d'agrandir la famille. Pour notre plus grand bonheur, ton frère et ta sœur nous ont rejoint au fil des années, dans une histoire qui leur est propre. Vous êtes chacun différents, avec vos histoires de vie individuelles. Mais vous être unis dans la souffrance. Tu as souffert dès la maternité. Ton frère a connu une dizaine de jours de vie paisible avant de te rejoindre au royaume du RGO. Ta sœur, elle, a eu le bénéfice d'un mois et demi de douceur de vie avant la prise d'armes. Pour papa et moi, à chaque fois le coup de massue. Malgré notre expérience qui nous a permis de prendre les choses en mains rapidement de manière efficace, sa majesté RGO nous fait vivre une tyrannie sans fin. Grâce à toi, pas d'inconnu : les degrés de souffrance sont similaires. Mais notre artillerie est opérationnelle. Avec eux, je revis cette histoire sans fin. Ce présent intense, épuisant, qui leste les épaules et embrouille les pensées. Je revis ces angoisses oppressantes pour l'avenir, sans pouvoir prédire les séquelles que le RGO va causer chez eux. Je revis des retours pénibles dans le passé à chaque manifestation de symptôme douloureux, annonce de ce *continuum* aliénant qui n'est pas prêt de prendre fin. Mon corps s'est adapté à l'usure causée par le manque de sommeil. Automate en journée, je m'affaire à ce que tout soit à jour pour me libérer de l'espace de réflexion. Humanoïde la nuit, je dors par cycles de trente minutes, entre chaque réveil de l'un ou l'autre - préférentiellement ta sœur en ce moment qui a un besoin intense de moi pour soulager ses souffrances - mes systèmes hormonaux complètement déphasés ayant trouvé l'ultime moyen pour m'aider à tenir la distance. Il est probable que je m'endorme directement en sommeil réparateur, mon cerveau sachant que je n'ai que quelques minutes pour emmagasiner l'énergie nécessaire à ma survie. Quand l'horloge sonne 16h, mon corps me dit, lui, vivre un 23h plutôt mais les obligations étant ce qu'elles sont, mon esprit occulte la fatigue et concentre la moindre once de vitalité pour enchaîner avec peps les activités à suivre. Il y a bien des moments où je rencontre des difficultés de mémorisation ou de concentration parfois, avec mention spéciale maladresse les mauvais jours. Mais même dans le pire des scénarios, nous trouvons le moyen de les surpasser avec humour, et amour, toujours.

EPILOGUE

A l'heure où j'achève ce témoignage, tu as presque huit ans. Huit ans de fusion, d'amour, d'espoirs, de douleurs, de chagrins, de rage, d'illusions, de lutte, de fatigue. Huit ans d'allers et venues chez les médecins, de séjours dans les hôpitaux, d'appels au Samu. Huit ans de médicaments administrés. Huit ans de doutes sur mes décisions, de confiance en mes responsabilités. Huit ans de foi en toi, d'admiration pour ton énergie vitale. Huit ans d'abnégation. Huit ans de complicité.

J'ai mis des années à te rêver, des mois à te couver, des heures à te faire venir au monde... Mais je t'ai aimé en instantané ! Tu m'as révolutionnée, m'as élevée en celle que j'ai toujours souhaité être : capable de vivre une impressionnante augmentation de volume pendant neuf mois, semblant devenir autre, celle à la fois redoutée mais tant espérée. Capable d'endurer un marathon de douleurs et d'émotions pour enfin te serrer contre moi pour la première fois. Capable de résister à la privation de sommeil, à l'absence de nourriture, aux changements de personnalité, aux sautes d'humeur et aux remarques moyennement bien intentionnées sans sourciller ! Capable de lire derrière tes regards intensément sérieux cette concentration qui s'empare de toi pendant que tu encaisses la douleur. Capable de lire la tristesse derrière tes sourires parce que mon lien avec toi est privilégié. Capable de comprendre ton cri à la première note parce qu'il trouve écho dans mon être tout entier. Capable de répondre à ton langage *mon bébé* parce que tu en es mon alphabet. Capable d'apaiser presque toutes tes souffrances simplement avec un baiser.

Tu es celui qui m'a appris à être, ici et maintenant, en dehors du temps. Je me surnomme « maman kangourou » pour tous ces moments difficiles vécus, l'un contre l'autre, sous l'empreinte d'une douleur sans nom. De longues heures où tu m'as offert ta confiance en trouvant réconfort dans mes bras, où j'ai eu le pouvoir de te consoler avec pour seul sortilège ma présence enveloppante. Une fusion maman-bébé intense, tellement désirée mais si loin de l'idée que je m'en faisais. Plus qu'un duo, une conjugalité : tu pleures et j'ai mal, tu éprouves et j'endure. Dans le chaos, des espace-temps pourtant privilégiés d'une maman qui porte sur son cœur son enfant. Mon petit être si fragile qui, seulement pourvu de sens primitifs, ne dépend que d'une entité : moi. Nous communiquons sans que les mots nous soient utiles. Je te sais à l'odeur, je te vois aux sons que tu fais, je te sens à tes gestes. Précisément, je te prends dans mes bras et sais quelle sorte de journée nous attend simplement en te respirant. Tu te blottis contre moi et tu deviens toi, celui que tu pourrais être, un bébé apaisé. Nous sommes-nous confondus au point que nous nous reconnaissons juste viscéralement ? Ce corps de maman que tu connais bien pour y avoir séjourné, des battements de cœur si familiers, une odeur secrète, des gestes rassurants qui te complètent, une voix intime qui te chuchote des mots d'amour que tu as mille fois entendus, des ébauches de comptines personnalisées : « *Il était une fois, un petit bonhomme, il vivait dans mes bras, un petit bonhomme appelé Adam, maman est là pour toi, mon petit bonhomme, maman veille sur toi, mon petit bonhomme que j'aime tant* ». Nous progressons ensemble et nous nous apprenons. Tu sais mon amour, je sais ta force. Deux maillons indispensables qui s'imbriquent l'un avec l'autre dans une authentique harmonie.

Un nuage de bonheur, un arc-en-ciel dans un ciel orageux, un rayon de soleil qui perce un obscur brouillard : voilà l'image qui accapare mon esprit quand je suis avec toi. Tu es ma lumière. Parce que malgré tout, tu souris. Parce que malgré tout tu grandis. Parce que malgré tout, tu vis. Ton rire me nourrit. Chaque émoi est exalté : tout me semble exacerbé. Tes joies me remplissent d'allégresse, tes bonheurs m'abreuvent d'ivresse. Et tu sais me donner l'envie. L'envie d'oublier les heures à ramasser les vomis, apaiser les cris, consoler les pleurs. L'envie de ne pas me souvenir de tes regards humides affligés. L'envie de ne pas remarquer les centaines de fois où tes vêtements devaient être changés aussitôt enfilés. L'envie de ne pas retenir les heures passées à remplir et vider le lave-linge, nettoyer le sol, essuyer les sucettes et autres jeux attaqués eux aussi par l'acide qui t'échappe. L'envie de ne pas sentir la fatigue accumulée par ces journées trop longues et ces nuits bien trop courtes. L'envie de refouler les larmes de chagrin et d'ignorer les élans de tristesse. L'envie de transformer les montées d'impuissante colère en solide énergie de vie et s'en servir comme d'une ardente impulsion à créer ton extraordinaire histoire. L'envie d'être, simplement, ici et maintenant.

Je me suis de nombreuses fois égoïstement posé la question suivante : « *pourquoi toi* » ? Je n'ai pas la réponse. La vie est injuste. Je ne suis pas croyante. Je suis convaincue cependant que rien n'arrive sans raison. Peut-être que cette partie de notre histoire nous permet de révéler notre force vitale. Au beau milieu de cet enchaînement sordide d'infortunes, un geyser de vie, toi, mon « *bébé bonheur* » tellement aimé. Tu m'as montré l'étendue illimitée de tes facultés. Et tu m'as fait prendre conscience de capacités insoupçonnées.

Tout nous a été volé. Le jour de ta conception n'a pas été inopiné. Le jour de ta venue au monde a été déterminé. Tes premières années de vie ont été bouleversés. Notre relation n'a eu de cesse d'être ébranlée. J'ai pensé ne pas avoir eu la chance de vivre la magie de la maternité. A tort. Grâce à toi, j'ai eu le privilège d'expérimenter l'alchimie de la vie.

Maman, qui t'aime inconditionnellement

REMERCIEMENTS

A mon fils, pour être le talisman magique porteur de la clé de mon bonheur. Merci d'être né. Merci d'être celui que tu es. Merci d'aimer si fort la vie. A mes enfants pour m'élever chaque jour en une personne meilleure en repensant mon monde avec les étoiles dans vos cœurs.

A mon mari, pour s'être révélé avec le temps le papa existant, drôle et affectueux que j'imaginais. Merci de m'avoir laissé l'espace et le temps dont j'avais besoin. Merci d'avoir été présent sans être pressant.

A mes parents, pour avoir été les piliers inébranlables sur lesquels j'ai pu en toutes circonstances m'appuyer. Merci d'avoir été vous. Merci d'avoir été là.

A mon frère pour m'avoir soutenue dans les épreuves. Merci d'être toi.

A mes ami(e)s, pour être resté(e)s tout près malgré ma pernicieuse tendance à vous laisser sur le coté. Merci de ne pas m'avoir ignorée, ni oubliée.

A Carole, ma puéricultrice, pour avoir su m'écouter et entendre au-delà des mots ce que je ressentais. Merci de m'avoir ouvert un espace d'expression sécurisant.

Au Docteur M, pour avoir établi une vraie complicité dans une relation patient-médecin d'une valeur inestimable. Merci pour votre empathie et votre disponibilité.

Au Docteur L, pour avoir compris notre besoin d'humanité. Merci d'avoir ajouté de la compassion et de la bienveillance à vos irremplaçables compétences professionnelles.

Au Docteur H, pour simplement m'avoir aidée à me retrouver.

A nos médecins Jordane, Sabrina, et Geoffrey, et Fabienne leur indispensable assistante. Notre équipe de choc. Merci de nous avoir fait entrer dans vos vies avec confiance et de nous soutenir sans relâche depuis toutes ces années.

Et bien sûr, merci Émilie, Laurent, Éric, Julia, et Cyrine, mes relecteurs. Merci pour votre enthousiasme à m'encourager dans la rédaction de cette folle aventure. Merci pour vos critiques qui ont contribué à faire que ce récit de vie soit édité.